降三高这样才有效

钟利群　主编

U0217171

中国纺织出版社有限公司

图书在版编目（CIP）数据

降三高这样才有效 / 钟利群主编 . -- 北京：中国
纺织出版社有限公司，2024.12. -- ISBN 978-7-5180
-0660-1

Ⅰ . R544.1；R587.1；R589.2

中国国家版本馆 CIP 数据核字第 2024J3V439 号

责任编辑：舒文慧　　　　特约编辑：张小敏
责任校对：王花妮　　　　责任印制：王艳丽

中国纺织出版社有限公司出版发行
地址：北京市朝阳区百子湾东里A407号楼　邮政编码：100124
销售电话：010—67004422　传真：010—87155801
http://www.c-textilep.com
中国纺织出版社天猫旗舰店
官方微博 http://weibo.com/2119887771
天津千鹤文化传播有限公司印刷　各地新华书店经销
2024年12月第1版第1次印刷
开本：700×1000　1/16　印张：14
字数：215千字　定价：68.00元

凡购本书，如有缺页、倒页、脱页，由本社图书营销中心调换

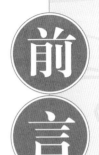

前言

　　在生命的长河中，健康始终是人们永恒的追求。随着社会的发展和生活节奏的加快，人们的饮食结构和生活方式发生了显著变化，随之而来的是"三高"——高血压、高血脂和高血糖——这些慢性疾病的发病率不断攀升，已经成为影响人们健康的重要隐患。

　　高血压，作为一种常见的慢性疾病，其主要表现是持续升高的血压水平。血压的升高不仅会增加心脏的负担，还可能导致血管壁的损伤，从而引发一系列并发症。

　　高血脂是指血液中脂质含量超过正常范围，它会导致动脉粥样硬化，增加心梗和脑卒中的风险。

　　糖尿病是一种代谢性疾病，长期高血糖会损害血管和神经，影响全身多个系统。

　　高血压、高血脂和高血糖这三种疾病，不仅单独威胁着人们的健康，而且相互之间还存在着错综复杂的联系，往往相伴发生，加剧了对人体健康的危害。"三高"的危害性在于其隐蔽性和长期性，许多患者在早期可能并无明显症状，但随着时间的推移，它们会逐渐损害心脏、大脑、肾脏等重要器官，增加心脑血管疾病的发病率，严重时甚至可能导致死亡。

　　防治"三高"并非易事，它需要患者长期坚持健康的生活方式，包括合理饮食、适量运动、心理调适等。然而，由于缺乏相关知识和正确的指导，许多患者往往在防治过程中感到迷茫和无助。

　　本书的编写，正是基于对这一社会现象的深刻洞察和对健康生活方式的不懈探索，旨在为深陷"三高"疾病的人们提供全面、科学、实用、易于坚持的"三高"防治及健康管理方法。

在饮食疗法方面，我们推荐了大量的降压、降脂和降糖食物，以及相应的食谱和药膳，帮助人们通过饮食调整来改善"三高"状况。本书还介绍了中药疗法、经穴疗法以及日常起居防治法，提供了多样化的防治手段。

我们深知，每个人的体质和生活习惯都有所不同，因此在本书中，我们尽量提供多样化的防治建议，以满足不同人群的需求。同时，我们也强调个性化健康管理的重要性，鼓励人们根据自身的情况，选择最适合自己的防治方法。

当然，我们还要提醒每一位读者，本书虽然提供了许多有益的建议和方法，但它不能替代专业医疗意见和手段。在实施任何健康计划之前，我们建议您同时咨询专业医生，以确保安全和有效。

健康是人生最宝贵的财富，但它不是一蹴而就的，要维护这份财富，需要每一个人持之以恒的努力和正确的方法，也需要我们所有人的共同努力。

本书是我们对健康生活方式的一次探索和尝试，我们真诚地希望它能够成为您健康生活的好伙伴，伴随您走向更加美好的未来，拥有健康、快乐的生活。

编者

2024年5月

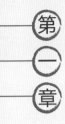

第一章

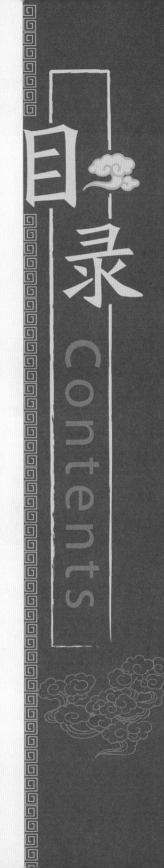

目录 Contents

吃对食物，利于降"三高"

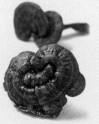

3

降"三高"少不了的中药疗法

第三章

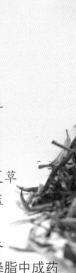

第四章 适合"三高"人群的经穴疗法

第五章 "三高"人群日常起居防治法

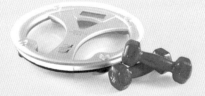

第六章 "三高"人群的运动疗法

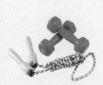
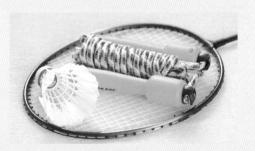

第 一 章

『三高』知多少

『三高』即血压高、血脂高、血糖高。随着人们饮食和生活习惯的变化，『三高』已经成为危害现代人健康的罪魁祸首之一。在这一章中，我们将全面了解『三高』的概念、主要症状、危害、居家自测法，以及『三高』之间的相互联系等基本知识。

认识高血压

血压的相关概念及作用

血压

血压是血液在血管内流动时，作用于单位面积血管壁的压力，它是推动血液在血管内流动的动力。血液对动脉施加的压力称为动脉压，而对毛细血管的压力则称为毛细血管压，对静脉施加的压力则称为静脉压。每种血管的血压都不相同，即使同样都是动脉，大动脉和末梢细动脉的血压也有所差异。此外，测量身体不同部位的血压，也会得到不同的数值。

收缩压与舒张压

收缩压就是在血管收缩时血液对血管产生的压力，也称高压；舒张压是血管在放松时血液对血管产生的压力，也称低压。量血压时医生会给你报两个数字，那个大的数字就是你的收缩压，小的数字就是你的舒张压。

血压值

正常情况下，人的高压为120毫米汞柱（16千帕）左右，低压为80毫米汞柱，个体差异略有高低。当血压达到130~139/85~89毫米汞柱，就算"临界高血压"，这时应该提高警惕，肥胖者应及时减轻体重。如果非同日3次测出的血压都≥140/90毫米汞柱，就可以确认患有高血压。

成年人血压值分类

分类	收缩压（毫米汞柱）	条件	舒张压（毫米汞柱）
理想血压	＜120	和	＜80
正常血压	＜130	和	＜85
正常高值血压	130~139	和（或）	85~89
轻度高血压	140~159	和（或）	90~99
中度高血压	160~179	和（或）	100~109
重度高血压	≥180	和（或）	≥110
单纯收缩期高血压	≥140	和	＜90

高血压不等同于高血压病

虽然非同日连续3次测血压均等于或高于140/90毫米汞柱，就可以确认患有高血压，但高血压并不等于高血压病。有人认为只要血压升高了就是得了高血压病，或者把高血压病简称为高血压，其实两者是有区别的。高血压有原发性和继发性两种情况。原发性高血压是一种以动脉血压升高为主要表现的全身性疾病，目前发病机制还不清楚。在所有患高血压的患者中，原发性高血压约占90%。它是一种独立的疾病，因此又称为高血压病。

继发性高血压是指继发于其他疾病的血压升高，是这些疾病的一个症状，所以又称症状性高血压。继发性高血压和原发性高血压不同，继发性是可以找到病因的，比如肾性高血压就是由于肾脏疾病（急、慢性肾炎，肾盂肾炎，肾积水等）引起的高血压；由内分泌疾病如甲状腺功能亢进、原发性醛固酮增多症等引起的内分泌性高血压；其他如妊娠、肾动脉狭窄以及某些药物如肾上腺皮质激素等均是继发性高血压的病因。这类高血压如果去除病因，由此引起的高血压便会自然痊愈。

因此，一旦发现血压升高，尤其是年轻人，都应先到医院做进一步检查，千万不能轻易认为高血压就是高血压病，以至于延误早期诊断和及时的治疗。

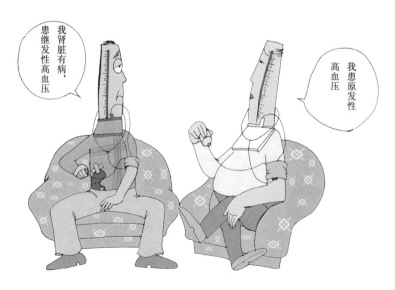

●高血压病是指原发性高血压，而继发性高血压是其他疾病的一种症状，不属于高血压病，患者一定要到医院诊断清楚。

高血压的常见症状

在高血压症初期，多数人并没有明显的症状，当与高血压相伴多年后，才会有耳鸣、重听、心悸、容易头晕等情况出现，主要表现为以下几个方面。

四肢麻木

高血压患者会有四肢麻木或肌肉紧张疼痛的现象，一般经过治疗即可好转。如果疼痛、麻痹出现在固定部位并且伴有抽搐、痉挛等现象，就有脑卒中的危险，应赶紧送医院就诊。

头痛

常发生在高血压患者的太阳穴处或脑后，多为规律性的胀痛或持续性灼痛，严重时甚至头痛欲裂。当身体激烈运动或者感到劳累时头痛的程度会加重。

头晕目眩

这是高血压最常见的症状，在下蹲后突然起立时会头晕、看东西有"闪"的感觉。

高血压的常见症状

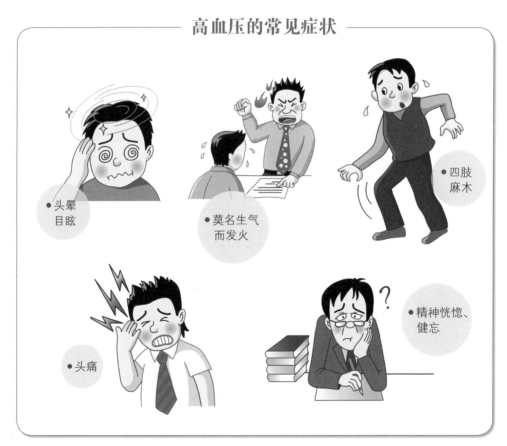

精神恍惚、健忘

此症随着高血压的日趋严重而加剧，患者很难记住最近发生的事情，注意力容易分散，甚至会引起老年性痴呆。

耳鸣

在很静谧的环境中，也会感觉有蝉鸣或其他声音，如果持续时间长，最好去医院查清病因。

焦躁、失眠

高血压患者经常给自己很大的压力，致使心绪焦躁、紧张，导致心悸、失眠或在梦中突然惊醒，还会因莫名生气而冲人发火。

 高血压危象的症状及应对措施

高血压危象就是高血压的一种危险状态，出现这种状态时血压会快速升高，还表现为剧烈头痛、手足颤抖、口干舌燥、出汗、兴奋、胸闷、气急、视力模糊、呕吐、尿频、排尿困难等。发展严重时，还会出现心绞痛、肺水肿、肾衰竭等症状。当高血压危象来临时，不能自己随便吃药，应该马上到医院做全面检查，待医生判断各个器官的受损情况及血压的高低后，再选择科学降压的治疗方案。

容易患高血压的人群

高血压的发作与生活习惯等密切相关。调查发现，高血压也有"偏好"，它喜欢和这几类人打交道。

吃盐较多的人群

食盐的主要成分是钠，而高钠可以使血压升高。临床发现，平时吃盐较多的人患高血压的概率很高，当这些患者控制摄盐量后，血压便会有所下降。

肥胖者

体重超标是引起高血压发作的独立预警因素。调查发现，25岁以上、40岁以下的肥胖者中，患高血压的占44.5%；40岁到60岁的肥胖人群中，患病率高达72.1%。

长期精神压力大者

精神压力过大，情绪长期处于紧张状态，血压很容易不知不觉就升高了。日常生活和工作中，压力较大的人群普遍易得高血压。

有家族病史的人群

高血压还有明显的遗传特性。研究发现，如果父母患有高血压，那么他们的子女也是高血压高危人群。但是，仅有这个原因不一定能发病，必须有发病的条件才能发生高血压。

嗜烟、酒者

　　长期嗜酒、抽烟、摄入动物脂肪较多及食用动物肝脏较多者，也都是高血压的高危人群。

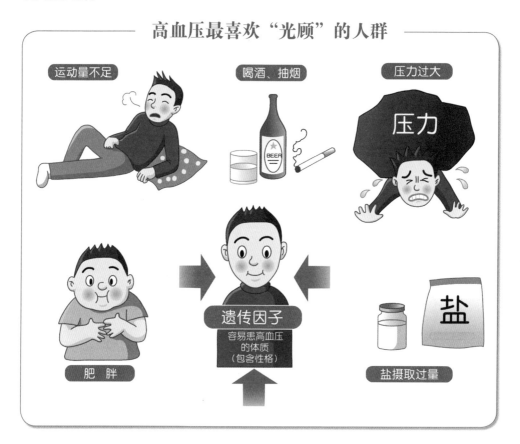

高血压最喜欢"光顾"的人群

运动量不足

喝酒、抽烟

压力过大

压力

肥　胖

遗传因子

容易患高血压
的体质
（包含性格）

盐

盐摄取过量

高血压的危害

引起脑出血及脑梗死

◎**脑出血：**高血压特别容易引起毛细血管发生动脉硬化，而脑动脉也会由于胆固醇、甘油三酯的堆积引起动脉硬化。当脑内大小血管（动脉）发生硬化时，如果再加上高血压，就会引起血管破裂，从而产生脑出血。

◎**脑梗死：**当血流受阻时，脑组织由于得不到所需的氧气与养分就会发生坏死，从而影响大脑的正常工作。

引起肾脏病变

　　长期持续高血压会造成肾小动脉

硬化，从而导致肾脏供血不足，引起肾衰竭。另外，肾功能衰退后，人体内的有害物质不能及时排出体外，极易诱发尿毒症。

引起心绞痛

心绞痛是由于流向心脏的血流暂时受阻，从而导致心脏缺少氧气与养分而引起的疾病。心绞痛是缺血性心脏病的代表之一，是以高血压引起的动脉硬化为主要病因的疾病。

引起心肌梗死

研究发现，高血压患者心肌梗死的发生率较正常人高2倍，而且高血压使急性心肌梗死的危险性增加；梗死后近期及远期死亡率增高，因为高血压使心肌梗死的严重并发症增加，如急性心肌梗死时心脏破裂者有53%伴有高血压，而心肌梗死伴有慢性心功能不全也常见于梗死前有高血压者。

引起视网膜出血

高血压易致眼底视网膜小动脉发生痉挛、硬化，血压急剧升高还会导致视网膜出血。

引起心功能不全

高血压对心脏的影响最直接的表现就是导致心脏肥大。心脏肥大是指心肌变厚，心脏整体变大的现象。当心肌变得肥厚后，由于向心肌供应

氧气与养分的冠状动脉、毛细血管却没有随之增长，所以导致心肌处于缺氧、营养不足的状态（缺血）。另外，当心肌肥大时，细胞间的纤维质（胶原纤维）增加，从而导致心肌失去弹性而变硬，降低了心脏作为水泵的性能。由于上述双重伤害，心脏会进入慢性缺血状态，从而引起气喘、呼吸困难、心悸、心律不齐等症状，如果症状很严重，还会引发心力衰竭。

引起动脉粥样硬化

高血压会造成动脉血管负担加重及受损，进而造成动脉粥样硬化。

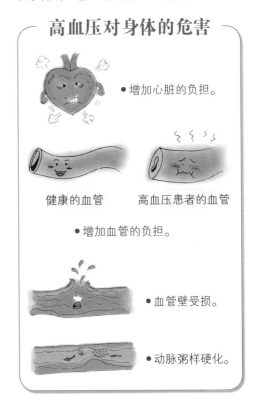

高血压对身体的危害

● 增加心脏的负担。

健康的血管　　高血压患者的血管

● 增加血管的负担。

● 血管壁受损。

● 动脉粥样硬化。

高血压必做的检查项目

心电图检查

长期高血压会增加心脏的负担，容易导致心肌肥厚以抵御血压的升高。此时心脏搏动会产生变化，心电图也会跟着发生变化，所以心电图检查可以帮助判断高血压患者的心脏是否有问题。

血液检查

高血压患者发生肾衰竭时，血钾含量会升高。高血压肾动脉硬化时，血中尿酸值增加。大多数高血压患者还有血液黏稠度偏高的问题。因此，通过血液的检查，对判断动脉硬化、肾脏病、心脏病等高血压并发症有很大帮助。

眼底检查

长期高血压会使眼底视网膜的血管发生病变，影响视力，严重时甚至会导致视网膜出血。一般情况下，眼底小动脉缩小或轻微硬化时，很可能是中期高血压患者；眼底小动脉硬化显著时，很可能是高血压后期；当出

高血压人群应做的检查

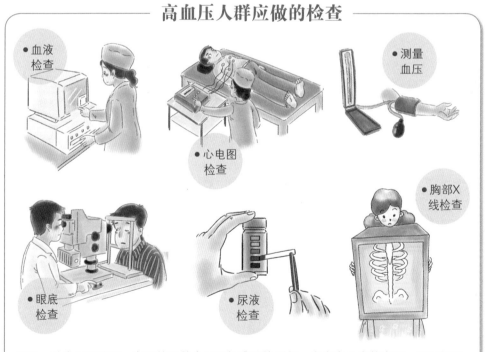

- 血液检查
- 测量血压
- 心电图检查
- 胸部X线检查
- 眼底检查
- 尿液检查

附注：动态血压监测一定要使用符合国际标准的检测仪；患者在日常状态下，测压间隔时间为15～30分钟；白天与夜间的时间间隔应尽量相同，一般检查应以24小时为一个监测周期。

现视神经盘水肿时，很可能是恶性高血压患者。

尿液检查

随着高血压病情的发展，会引起肾小动脉运作的障碍，出现肾脏病变。通过尿液检查可以清楚地了解尿液中所含蛋白质和糖分的多少，从而可帮助判断病情。

超声心电图

并发高血压心脏病时会有左心室增大的现象，全心衰竭时会导致左右心室都增大，并有肺淤血征兆。这些都能通过超声心电图检查出来。比起心电图检查和胸部X线检查，超声心电图是诊断左心室肥厚最敏感、最可靠的手段。

胸部X线检查

通过这项检查，可了解心脏的形状、大动脉的粗细情况，从而判断高血压对动脉和动脉硬化带来的影响。

学会看懂化验单

高血压患者应学会看懂化验单，以及时掌握自己的健康状况。

动态血压检测的化验单

拿到24小时动态血压报告时，不能只看上面显示的平均血压值，还要结合自己的实际情况进行考虑：本人睡眠时间是几点到几点（动态血压测定时通常把6点到22点定为日间，22点到次日6点定为夜间），如果不一致，还需要做具体分析。除此之外，还要看报告单上自己每小时测定的数值。有些患者可能平均血压值正常，但在某一时间段会明显升高，这也是不正常的。

24小时动态血压测定高血压的标准也是和诊所的标准不一样的。一般分为日间和睡眠状态平均血压值。正常日间血压值应小于或等于135/85毫米汞柱，睡眠状态平均血压值应小于或等于120/70毫米汞柱。高于这个范围就属于高血压。

血脂化验单

对高危病人来说，降脂比降压更能改善预后。所以高血压病人除了了解自己的血压外，还要了解自己的血脂水平。

目前，国际上公认的最重要的指标是低密度脂蛋白胆固醇。例如，当颈动脉超声发现有斑块时，低密度脂蛋白胆固醇应降到小于或等于3.12毫摩/升；当有冠心病、心肌梗死、糖尿病等多种危险因素时，低密度脂蛋白胆固醇应降到小于2.6毫摩/升；当发生了急性冠心病时，处于极高危状态时，低密度脂蛋白胆固醇应立即降到小于2.0毫摩/升。

居家自测血压值的方法

很多人平时血压不高，但一到医院测量时血压总会偏高，这样就无法判断出治疗的效果。而自己也会失望，感到沮丧。所以，到医院检查之前最好能在家里放松时先做一次或几次测量血压，这样就能看出治疗的效果，然后根据结果来调整治疗方法。

选择一款适合自己的血压计

一般居家使用的是水银血压计和电子血压计。水银血压计比较便宜，如果科学地使用，测量结果会更加可靠，一般的家用血压计在不经维护的情况下可以5年不出误差。对于需要经常测量血压的患者来说，水银血压计无疑是最好的选择。

电子血压计的使用比水银血压计更简单，而且有些还能把测量结果打出来。不过，这种血压计的结果往往不如水银血压计的测量结果可靠，测量精确的医用电子血压计又很贵。另外，对于臂围较大的患者，便宜的电子血压计如果不配特殊型号的袖带就不能使用。

测血压的最佳时间

大多数人白天活动时血压较高，夜间入眠时血压较低，白天血压有2个高峰期，即6到10点和16到20点，因此有必要在这两个时段测量血压，了解一天中血压的最高值。

如果判断药物的疗效，应该在这些时段测量血压：清晨睡醒时，此时的血压反映了药物降压作用能否持续到次日清晨；服用降压药2～6小时，此时段的测量结果基本反映了药物的最大降压效果。

测血压的方法

◎**一天三次定期测量**：没有必要每天都多次测量血压。病情稳定时，每周挑一天，分别在早上吃药前、吃药后3～4小时、晚上睡前测定3次即可。如果在一天之内测量的血压都不在正常范围，可再测量两天。若测量后情况还是没有改善时，就该到医院就医。

◎**"快充慢放"**：是指在测压过程中要快速充气，放的时候缓慢些，一般是2～3毫米汞柱/秒。

◎**上下肢一起测**：一般我们只测上肢，但其实这不是唯一的方法。上下肢一起测，适用于初诊病人、首诊为高血压及有其他心脑血管疾病的患者。正常情况下，同侧下肢的血压一般比上肢高出20～40毫米汞柱，当下肢血压低于或等于上肢血压时，很可能有主动脉或股动脉动脉硬化、动脉狭窄等病症。

◎**准确找到测量脉搏的位置**：测量血压时要准确找到肱动脉的位置，具体方法如下：当准备测量血压时，从上方找到左臂肘弯处的皱褶（左利手的人可以相应用右臂），首先找到位于肘部中间的肌腱——硬而有弹性。在肌腱的内侧（右侧），可以很容易就触摸到肱动脉的搏动。应当把听诊器和袖带的标记处放在这个位置上。

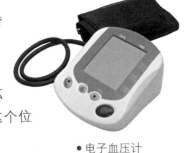

● 电子血压计

使用电子血压计的注意事项

首先，要了解自己是否选择了合适的电子血压计。如果手腕的周长不在腕式电子血压计的使用范围内，就应该选择上臂式电子血压计（上臂式电子血压计必须使用合适的袖带）。

其次，注意测量血压方式。使用前要仔细阅读使用说明书，在每天的同一时间测量，测量时坐在椅子上，挺直背，牢牢缠上臂带，臂带同手臂之间不要有空隙。测量前做几个深呼吸，放松心情。

自测血压的注意事项

◎起床1小时内，不要吃早餐，不要服用降压药。

◎测量前要先上厕所。

◎坐下来超过5分钟后再测量，测量前肩膀放松，做2～3次深呼吸，睡觉前测量时也需要坐下来超过5分钟后再测量。

◎至少测量两次，如果两次的收缩压或舒张压的差别在5毫米汞柱以上的话，必须量到与两次的数值比较接近为止。

◎测量时，要注意不要摇晃连接压脉带的橡皮管。

◎如果医生有特别叮嘱需要测量站立时的血压，或是要先坐着测量血压，再测站立时血压时，要测量站立2分钟后的血压值。

◎在安静的环境中测量，测量时室内温度在20～25℃。

◎尽可能每天在同一时段测量。

◎测量后，务必记录下来，别忘记日期与时间。

◎心情是影响血压结果的常见因素，所以测量血压时，要尽量放松心情。

认识高血脂

血脂的相关概念及作用

血脂是血液中脂类家族的总称，是血液的重要组成部分。脂类家族成员主要有胆固醇、甘油三酯、磷脂和脂肪酸等，其中影响血脂水平的最主要脂类是前两类。

胆固醇

我们血液中的胆固醇主要来自摄入的食物和肝脏的自行制造。日常食物中很多都富含胆固醇，如蛋黄、肉类、奶制品、动物内脏、海鲜等。但不是所有的食物都是高含量的，胆固醇含量最高的是蛋黄、动物内脏及鱼子。胆固醇不能直接溶于血液中，需要与脂蛋白结合成血脂蛋白后才能溶于血液。根据血脂蛋白的大小，以及内在甘油三酯和胆固醇含量的密度可以分为以下5种：极低密度脂蛋白、低密度脂蛋白、中密度脂蛋白、高密度脂蛋白和乳糜微粒。其中低密度脂蛋白会沉积在血管内壁导致血管硬化，被称为"坏胆固醇"。而高密度脂蛋白能将身体内多余的胆固醇吸收并排出体外，被称为"好胆固醇"。

甘油三酯

饮食过量后，摄入的热量超出了身体所需，身体就会将热量转化为甘油三酯，储存在脂肪细胞中。正常情况下，血液中只有少量的甘油三酯，如果它的含量过高，就会增加患冠心病的风险。所以，不妨把甘油三酯的增高作为身体健康水平的报警器，即使其他指标正常，也要提高警惕。

好胆固醇与坏胆固醇

● 坏胆固醇（低密度脂蛋白）引起动脉硬化。

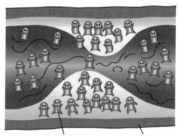

坏胆固醇　　　　动脉

● 好胆固醇（高密度脂蛋白）会将多余的胆固醇运回肝脏。

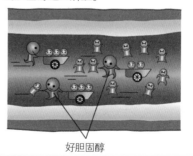

好胆固醇

导致高血脂的元凶

所谓高血脂，是指血液中胆固醇或甘油三酯水平过高。换句话说，也就是胆固醇或甘油三酯过高是导致高血脂的元凶。那么，究竟是什么原因导致胆固醇和甘油三酯过高的呢?

生活中会导致胆固醇升高的因素

◎**不健康的饮食习惯**：病从口入、饮食均衡的道理大家都懂，可日常生活中许多人比较偏爱快餐食品，而水果、蔬菜、粗粮等食物摄入不足，这就比较容易引起如肥胖、高胆固醇等问题。

◎**缺少运动**：久坐不动的人，身体会把热量以脂肪的形式囤积起来，导致高脂血症的发生。这类人群患心脏病的概率是平常人的2倍。

◎**抽烟**：每天吸烟数量越多，健康风险越高。在死于心血管疾病的人群中，有五分之一可以归咎于抽烟。

◎**压力过大**：精神的力量是无穷大的，有时候压力带来的不一定都是动力，还有可能是高脂血症、高血压、冠心病等的病因。

导致胆固醇升高的不良生活习惯

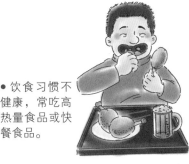

● 饮食习惯不健康，常吃高热量食品或快餐食品。

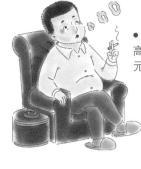

● 抽烟是导致高血脂的重要元凶之一。

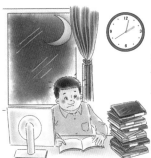

● 久坐不动，会使脂肪囤积体内而导致高血脂。

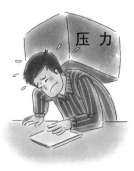

压力

● 压力过大也可能导致"三高"。

生活中会导致甘油三酯升高的因素

在日常生活中，正常人的甘油三酯水平通常会低于1.5毫摩/升。而经常抽烟、喝酒、缺乏运动、摄入过量碳水化合物、处于更年期的人，甘油三酯水平往往容易偏高。

另外，2型糖尿病、肾脏或肝脏疾病、甲状腺功能减退的病患，也容易增加甘油三酯升高的风险。这些人的甘油三酯水平可能会升到2.2～5.6毫摩/升。

高脂血症的常见症状

绝大多数人得了高血脂后没有感觉，直到进行体检或者做其他疾病检查时才发现。虽然高血脂症状不明显，但还是有些感觉的，如下所述。

◎常出现头昏脑涨或与人讲话间隙容易睡着。早晨起床后感觉头脑不清醒，早餐后可改善，午后极易犯困，但夜晚很清醒。

◎睑黄疣是中老年女性血脂增高的信号。主要表现在眼睑上出现淡黄色的小皮疹，刚开始时为米粒大小，略高出皮肤，严重时布满整个眼睑。

◎腿肚经常抽筋，并常感到刺痛。这是胆固醇积聚在腿部肌肉中的表现。

◎短时间内在面部、手部会出现较多黑斑。这些黑斑较老年斑略大，颜色较深。

◎看东西时一阵阵模糊。这是血液变黏稠、流速减慢，使视神经或视网膜暂时性缺血、缺氧所致。

瘦人也会有高血脂

一般人的印象是，只有胖子才会血脂高，事实上，体型正常或较瘦的人血脂升高的并不少见。专家指出，因为引起血脂升高的原因很多，包括遗传和多种环境因素，体重只是影响血脂高低的众多因素之一，但不是唯一决定性的因素。由于遗传、代谢和环境因素的作用，较瘦的人同样可存在脂质代谢异常，引起血脂升高，说明血脂升高与人的胖瘦并无必然的关系。

例如家族性高胆固醇血症是一种常染色体显性遗传性疾病，尽管患者并不肥胖，但由于细胞膜表面的低密度脂蛋白受体异常，导致体内低密度脂蛋白清除障碍，以致血浆总胆固醇水平和低密度脂蛋白胆固醇也就水涨船高，比正常人高出许多。这也说明了较瘦的人血脂不但可以升高，还可能升高得相当明显。因此，体态苗条的人也不可对高血脂掉以轻心，尤其是中老年容易发生心脑血管疾病者，定期检查血脂还是很有必要的。

高脂血症的危害

胆固醇过高引起的危害

当过多的低密度脂蛋白胆固醇存在于血液中时,它们会沉积在血管内壁,形成脂肪斑。当脂肪斑越来越多,血管内壁就会越来越厚,血管的通道就会随之变窄,经过的血液就变少,久而久之,就形成了动脉粥样硬化。动脉粥样硬化是以一种缓慢进展的模式令血管完全闭塞,脂肪斑极易破裂,释放组织因子和血小板活化因子,使血小板迅速聚集,最终形成血栓完全堵塞血管。这样就容易导致以下病症的发生。

◎脑部的动脉会因粥样硬化出现闭塞而形成脑卒中。

◎心脏的冠状动脉出现硬化会引发冠心病。

◎四肢的动脉若因粥样硬化出现闭塞,相关的组织便会坏死,造成坏疽。

甘油三酯过高引起的危害

◎甘油三酯过高可能会引起动脉粥样硬化和心血管疾病,如心肌梗死、中风等。

◎当血液中甘油三酯的含量增加时,会降低高密度脂蛋白胆固醇的含量。

◎过高的甘油三酯也是导致代谢综合征的重要因素,如高密度脂蛋白胆固醇水平低、糖尿病、腹部肥大、高血脂和高血压。

高血脂恶化后引起的并发症

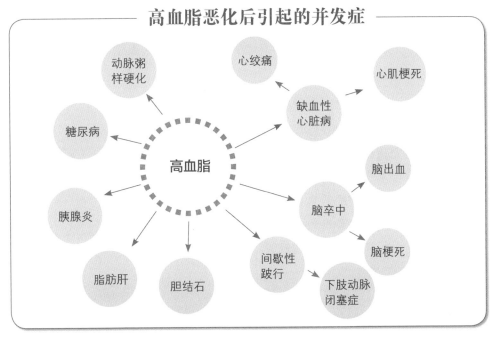

高脂血症的检查诊断

高血脂可以通过血液检查诊断出来。由于没有自觉症状，大多数患者是在体检或因其他疾病就诊时发现的。因此，定期检查是发现高血脂的最好方法。

检查前的备忘录

◎专家强调，血脂检查必须空腹12小时以上。人在进食后，食物中的脂类被小肠吸收，形成乳糜微粒进入血液，此时，抽血会发现血清相当混浊，检测结果乳糜微粒和甘油三酯含量显著提高，同时伴有其他脂蛋白成分的变化，10～12小时后恢复至原空腹水平。所以，血脂检查一般在早晨空腹进行比较好。如果上午8点抽血，那么前一天晚上8点后就应该停止进食了。

◎抽血前一天忌食高脂肪食物，忌饮酒，否则会导致总胆固醇含量增高。

◎检查的前一天晚上一定要休息好，不要熬夜，避免情绪激动，以免影响第二天的检查准确度。

◎检查前应该保持平时的饮食习惯，维持体重的稳定。

◎检查前不能服用避孕药、降压药等影响血脂水平的药物。

◎在身体状态比较稳定的情况下（4～6周内无急性病发作）检查。

检查血脂的频率

对于正常人，如果年龄在20岁以上，要每2年检查1次；40岁以上的人，最好每年检查1次；而对于有家族病史（心血管疾病、糖尿病、脑梗死、肥胖症）、嗜好烟和酒、习惯静坐、长期精神紧张、摄入脂肪过多或皮肤呈黄色瘤的朋友，应该在医生的指导下定期进行检查。

检查结果

从体检报告中的血脂检查结果中可以判断出血脂的水平。如果发现异常，应在1～8周内进行复查，如果复查结果仍异常，并排除肾病综合征、甲状腺功能减退等其他疾病的影响，就可以诊断为高脂血症。

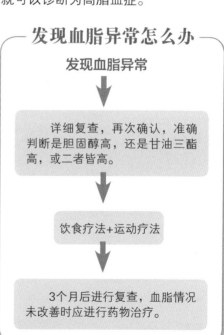

发现血脂异常怎么办

发现血脂异常

↓

详细复查，再次确认，准确判断是胆固醇高，还是甘油三酯高，或二者皆高。

↓

饮食疗法+运动疗法

↓

3个月后进行复查，血脂情况未改善时应进行药物治疗。

学会看懂化验单

胆固醇过高一般没有征兆，往往易被很多人忽略，建议检查胆固醇时做下面这些检查项目：①低密度脂蛋白胆固醇；②高密度脂蛋白胆固醇；③甘油三酯；④总胆固醇。

低密度脂蛋白胆固醇

检测数值	检测结果
<2.59毫摩/升	理想
2.59～3.36毫摩/升	稍高
3.37～4.13毫摩/升	偏高
4.14～4.89毫摩/升	高
≥4.90毫摩/升	非常高

高密度脂蛋白胆固醇

检测数值	检测结果
<1.04毫摩/升	低
≥1.04毫摩/升	理想
≥1.55毫摩/升	更理想

甘油三酯

检测数值	检测结果
<1.69毫摩/升	理想
1.69～2.25毫摩/升	偏高
2.26～5.64毫摩/升	高
≥5.65毫摩/升	非常高

总胆固醇

检测数值	检测结果
<5.17毫摩/升	理想
5.17～6.18毫摩/升	偏高
≥6.21毫摩/升	高

注：以上数据在不同医疗机构或研究所会有差异，但不影响病情诊断。

血脂异常的居家自我观测法

如果平时对自己的身体状况留心，我们自己也能发现血脂异常的"蛛丝马迹"。

观察眼睛

眼睛是观察高血脂状况的一个窗口，如果您的年纪在40岁以上，黑眼珠周围出现了一圈白色的环状变化，或者进行眼底检查时发现小动脉上有脂质沉积引起光散射时，就要到医院做检查，很可能是高脂血症患者，应注意及时采取改善措施。

观察自己的身体症状

当脚后跟、手背、臀部和膝关节、指关节等处出现了黄色、橘黄色或棕红色的结节、斑块或疹子，有的在手掌出现黄色或橘黄色的线条状条纹，这些现象都表示有家族遗传学高脂血症，而且病情比较严重，应该马上接受治疗。

观察自己及家族的患病情况

有冠心病、代谢综合征、脑卒中、糖尿病和原发性高血压的患者，很可能也有高脂血症，应对血脂进行常规检查。家族中有人较早患冠心病（尤其是心肌梗死）时，血脂异常的概率要高于正常人。应定期检查，防患于未然。

认识糖尿病

血糖的相关概念及作用

血糖

    血糖指的是血液中的葡萄糖，它的来源有3种：一种是我们平时所吃的食物，比如米饭、面食、蔬菜、水果等；另一种是肝脏里的肝糖原分解后形成葡萄糖进入血液，成为血糖；还有一种是食物中的乳酸、氨基酸等非糖物质，它们也可以转化为葡萄糖。其中平时的食物是我们获得血糖的主要来源。血糖值如果正常，我们的身体就会处于健康状态。

胰岛素

    胰岛素是体内唯一能降低血糖浓度的一类激素，但它不能直接发挥作用，必须要借助胰岛素受体，和胰岛素受体紧密结合才能产生降糖效应。胰岛素受体是一种特殊的蛋白质，这种蛋白质受体对胰岛素特别敏感，而且识别性极强。

    它们能使血液中的葡萄糖迅速进入细胞内并被利用，从而使血液中的血糖含量降低。当血液中的血糖浓度升高时，会刺激胰岛素释放；当血糖浓度降低时，则会引起使血糖升高的另一类激素（胰高血糖素或肾上腺素）的释放。

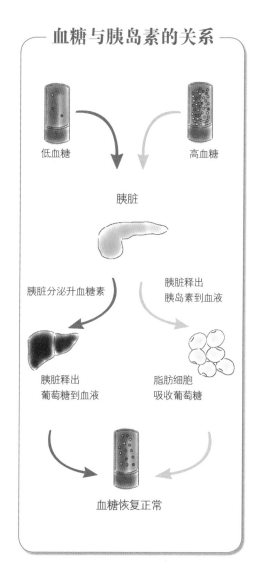

血糖与胰岛素的关系

低血糖　　　　　　高血糖

胰脏

胰脏分泌升血糖素　　　胰脏释出胰岛素到血液

胰脏释出葡萄糖到血液　　脂肪细胞吸收葡萄糖

血糖恢复正常

诱发糖尿病的因素

经过科学研究发现，肥胖、妊娠、病毒感染、遗传因素、压力过大、饮食不当等均是糖尿病的诱因。

肥胖

肥胖易引发2型糖尿病，特别是腹部肥胖者。因为肥胖者本身存在着明显的高胰岛素血症，而高胰岛素血症可以使胰岛素与其受体的亲和力降低，阻碍了胰岛素的正常工作，引发胰岛素抵抗。腹部细胞对胰岛素敏感性原本就比其他部位低，而腹部肥胖者，主要是脂肪组织增多。这种增多，只是细胞体积增大，但脂肪细胞数目并未增多，导致细胞膜上受体数目相对减少而引起胰岛素抵抗，从而使葡萄糖清除率明显降低，导致高血糖，引起糖尿病。

妊娠

妊娠期内，母体会产生多种对胎儿健康有利的激素，但是它们也可以阻断母体的胰岛素作用，引起胰岛素抵抗，从而引发糖尿病。

病毒感染

病毒进入人体后，直接侵害胰岛素β细胞，并抑制了β细胞的生长，从而导致胰岛素分泌缺乏，最终引发1型糖尿病。某些1型糖尿病患者，就是在患风疹、腮腺炎等病毒感染性疾病后才发病的。

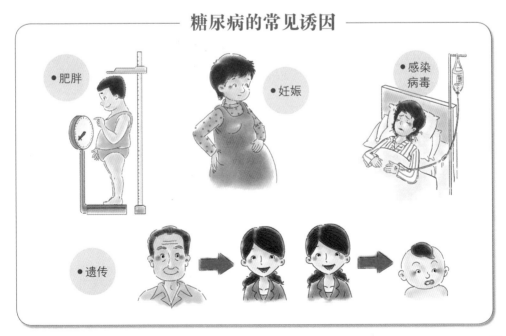

糖尿病的常见诱因

遗传因素

糖尿病具有家族遗传性，但这种遗传性也需外界因素的作用才易诱发，如肥胖、运动量减少、饮食结构不合理、病毒感染等。

即使遗传基因相同，体质相同，但生活形态不同，也会形成差别，糖尿病的发病概率就会因此改变。

压力过大

压力可分为寒冷与疼痛引起的身体上的压力，与家事、工作重任、人际关系等情感摩擦等因素引起的精神上的压力。

因精神上累积过多压力而陷入忧愁状态的人，血糖值一旦上升就很难下降。累积过多压力，若以"吃"来消除压力，又很容易因摄取热量过量而导致肥胖，进而导致血糖值上升；另外，压力过大，人就会变得无精打采，运动量不足，也容易形成肥胖，从而导致血糖值上升。

压力过大同时对胰岛素的功能也会造成影响，从而成为罹患糖尿病的导火索。

饮食不当

在血糖波动比较厉害的患者中，1/3是因为饮食控制不当引起的。饮食不当主要有以下几项。

◎ 常参加宴会。

◎ 常集体进餐。

◎ 有吃夜宵的习惯。

◎ 喜欢吃零食。

◎ 过多摄入含糖食品。

◎ 喜欢吃油腻的食物。

◎ 常吃油炸食品。

◎ 很少或讨厌吃新鲜蔬菜。

◎ 过量饮酒。

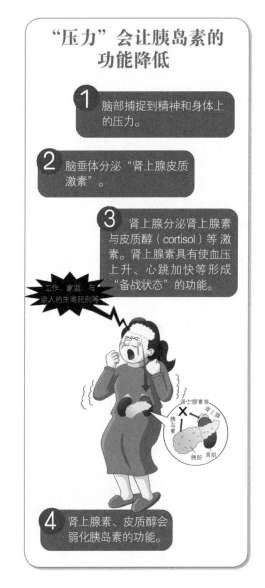

"压力"会让胰岛素的功能降低

1 脑部捕捉到精神和身体上的压力。

2 脑垂体分泌"肾上腺皮质激素"。

3 肾上腺分泌肾上腺素与皮质醇（cortisol）等激素。肾上腺素具有使血压上升、心跳加快等形成"备战状态"的功能。

工作、家庭、与亲人的生离死别等

肾上腺素等 肾上腺

胰岛素 ✕

胰脏 肾脏

4 肾上腺素、皮质醇会弱化胰岛素的功能。

糖尿病的常见症状

糖尿病初期的症状

◎"三多一少"：多饮、多吃、多尿及体重减少。这四种症状在不同类型的糖尿病中出现的时间、顺序可能不同，但常常贯穿于整个病程。

◎手脚麻木疼痛：因为糖尿病可能会引起末梢神经炎，所以会出现此种情况。

◎视力下降：糖尿病可能会引起白内障，导致视力下降，严重时可引起急性视力下降。

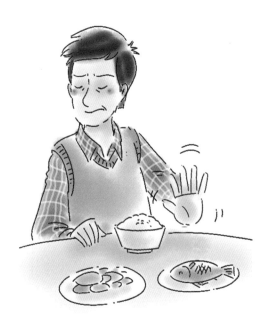

●糖尿病患者在初期会有食欲不振的症状。

◎便秘腹泻：糖尿病可能会引起内脏神经病变，造成肠胃功能紊乱。

◎胆道感染：糖尿病可能并发胆囊炎的概率较高，有时甚至发生胆囊坏疽和穿孔。

◎脑梗死：糖尿病也有容易并发脑梗死的危险，有10%～13%的脑梗死是由糖尿病引起的。

糖尿病恶化后的症状

持续的高血糖状态，会使血管相对地产生病变，也会引发糖尿病的种种并发症。

这些并发症所导致的外在症状也很多：如看东西时出现两重三重的影像；视力退化；头晕；变得容易罹患龋齿、牙周炎；变得容易罹患肿疮、皮肤炎、皮肤痒；步行中会脚痛到无法行走（只要休息后就又好转）；手指尖或脚趾尖感到麻木；手或脚冰冷；腿部变得容易抽筋；脚部水肿；脚部的伤口变得容易化脓；变得容易便秘、下痢；性欲不振；男性无法正常勃起。这些症状并非同时出现，但以上都是糖尿病发展到一定程度后才会出现的症状。所以，当发现自己有以上的某些症状时，要立即到医院检查。如得不到合理治疗，那么最后很可能导致双目失明、尿毒症、脑血管及心脏病变、下肢或足坏疽等，甚至危及生命。

糖尿病的危害

引发肾脏病变

糖尿病引起的肾脏病变主要表现为肾小球肾炎、肾小球硬化症、尿毒症。

引发视网膜病变

糖尿病引起的视网膜的基本变化为微血管的扩大、微小血管瘤、血管硬化。一般来说，患糖尿病的时间越长，其发生视网膜病变的机会也越高。因为时间越长，视网膜血管的增生就会多，增生血管的牵引可使玻璃体后端剥落，会使血液跑到玻璃体内，从而引起视力障碍。

引发神经病变

糖尿病患病时间越长，出现神经病变的可能性也越大。糖尿病患者的神经病变可分为神经根病变、单神经病变、多发性神经病变、糖尿病性肌肉萎缩、自主神经病变等。

引发白内障

糖尿病是导致白内障的危险因素之一，已患糖尿病的人，只要按医生的要求进行正规、系统的治疗，把血糖浓度控制在正常范围内，就可降低白内障和其他眼底疾病的发病概率。如果出现白内障，只要血糖控制得好，治疗还是有希望的。

糖尿病白内障可分为两类。

◎ **真性糖尿病性白内障**：主要由晶状体的渗透性水分过多所致，临床比较少见，多发生于青少年严重糖尿病患者。

◎ **糖尿病患者伴发的老年性白内障**：一般认为老年性白内障在糖尿病患者中比非糖尿病患者发病率高，发生的年龄也较早，且白内障成熟较快。除此之外，没有其他区别。

引发动脉粥样硬化

动脉粥样硬化是老化现象，不过，糖尿病患者的状况更为特殊，也就是说糖尿病患者的动脉粥样硬化症状比健康的人约提早10年出现。动脉粥样硬化导致动脉阻塞，血液就无法往末梢细胞输送氧气和养分，细胞组织将因此而坏死，该状态出现在脑部就是脑梗死，出现在心脏的冠状动脉部位就是心肌梗死。糖尿病患者因动脉粥样硬化而死亡的人数是正常人的2～3倍。

引发冠心病

糖尿病是引发冠心病的危险因素之一，糖尿病患者发生冠心病的概率是非糖尿病患者的4倍。糖尿病合并冠心病时往往病情较重，预后较差，死亡率较高，这是因为糖尿病合并冠心病者常有多支冠状动脉粥样硬化，且狭窄程度也较重；糖尿病患者中无痛性心肌梗死多见，约为非糖尿病合并冠心病患者的2倍，这类患者因为心肌梗死没有胸痛，容易误诊；糖尿病合并心肌梗死后，梗死面积一般较大，易发生严重的心功能不全、心源性休克、心脏破裂、猝死和严重的心律失常。

引起糖尿病酮症酸中毒

如果糖尿病患者胰岛素分泌不足，血糖值不断升高的话，就有可能

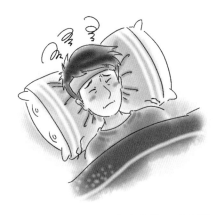

● 糖尿病酮症酸中毒患者处于昏迷期，需要紧急抢救，并加强护理。

会失去意识，陷入昏迷状态，这种症状称为糖尿病酮症酸中毒（糖尿病昏迷）。在糖尿病患者身体状况不好的时候，尤其需要特别注意这种情况的发生。如果昏迷状态持续的话，有可能会危及生命。

针对糖尿病酮症酸中毒，我们可以采取一些预防措施。

◎合理的饮食结构，严格控制高脂食物，避免碳水化合物摄入量过多。

◎胰岛素用量应根据饮食和活动情况适时加减，1型糖尿病患者不可随意中断胰岛素治疗。

◎及时处理各种应激情况，避免高度精神紧张。

◎患糖尿病的孕妇，在妊娠期间及分娩时要高度警惕发生糖尿病酮症酸中毒，并经常与医生保持联系。

低血糖也会导致昏迷，但两者的原因与处理方式完全不同，如下表所示。

糖尿病酮症酸中毒与低血糖的区别

名称	发生时的状态	原因	处理方式
糖尿病酮症酸中毒	极高的高血糖	中断药物疗法或身体状况欠佳等	如果患者已经失去意识，要赶紧叫救护车，立即送医院
低血糖	极度的低血糖	胰岛素注射过量或药量过多、饮食延迟、剧烈运动等	补充葡萄糖、果汁、白糖等

血糖值与糖尿病的关系

人的生命活动都是以血液中的葡萄糖为热量来源的。人们从食物中摄取养分后，体内就会产生葡萄糖。因此，用餐后血液中的葡萄糖浓度会增加，而被当做热量消耗后就会减少。下次用餐时血糖再度上升，反反复复地上升与下降，也就是说，血糖值会在一定范围内反复地上升与下降。

 血糖值的表示方法

血糖值表示法有两种单位，一种是毫克/分升（mg/dL），为常用计量单位；另一种为毫摩/升（mmol/L），为法定计量单位。两种单位之间的换算公式为：毫克/分升÷18=毫摩/升；毫摩/升×18=毫克/分升。

血糖值诊断标准

分类	空腹血糖值（毫摩/升）	口服75克葡萄糖之后2小时血糖值（毫摩/升）
正常范围	3.9～6.0	＜7.7
糖尿病前期	6.1～6.9	7.8～11.0
糖尿病	≥7.0	≥11.1

血糖值与糖尿病关系示意图

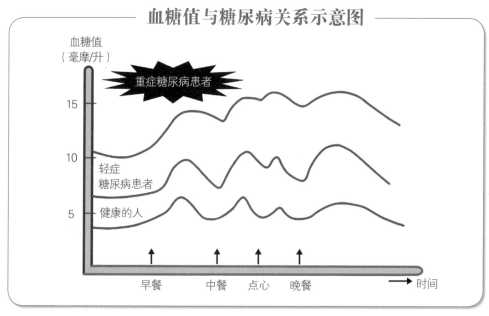

24

糖尿病患者需要做的检查

科学的检查，可以帮助你更好地了解自己的病情。很多怀疑自己得了糖尿病的人到了医院后常常一脸迷茫，不知道需要做哪些检查。下面就介绍一下在医院应做检查的流程。

糖尿病检查流程表

问诊	接受检查前，先确认家族中是否有糖尿病患者，或者家人是否有血糖值过高的情况。
空腹尿糖检查	空腹时检查尿中是否含有葡萄糖、血红蛋白和蛋白质等物质。
BMI测定	了解身高与体重，确定肥胖程度。
空腹血糖检查	空腹时进行血糖值测定的血液检查。除了血糖值外，也必须测定糖化血红蛋白HbA1c等。
口服葡萄糖负荷检查	喝下75克葡萄糖水之后2小时进行血糖值测定。每30分钟进行一次采血与采尿，测定胰岛素分泌量的变化状况。
眼底、眼睑检查	是否有糖尿病的常见并发症——视网膜病变。这项检查进行后3~4小时内，应避免从事开车等消耗眼力的活动。
血压脉搏检查	调查动脉粥样硬化程度的高低。测量脉搏沿着血管壁传导的速度与血压，以了解血管的年龄。
脚后跟肌腱反射检查	检查是否有糖尿病常见的神经系统并发症。检查方法是，用叩诊锤轻轻敲击跟腱，或者让受检者蹲下后往上跳。
结果报告	咨询医生检查结果，怀疑已患糖尿病的人，应定期进行相同检查。若已确定患糖尿病，须请医生针对如何改善生活习惯等做具体指导。

尿糖检查

尿糖检查主要目的在于了解尿液中所含的葡萄糖量。患糖尿病的人，其肾脏近曲小管无法对葡萄糖进行再吸收，多余的糖分就会经由尿液排出体外，使得尿糖值升高。不过，每个人的尿糖值差异很大，有的人即使尿糖检查发现尿糖值较高，也可能不是糖尿病患者，因为导致尿糖的因素有很多，很难只靠检查尿糖就断定是否患糖尿病。在进行这个检查前，需要注意的是，检查的前一天晚上避免吃甜食和油分过大的食物。

采尿方法	尿液的采取方法与检查内容
随时尿	只取中段与后段尿液。之所以放弃前段尿液，主要是因为一开始的尿液易掺杂累积于膀胱内或尿路的沉淀物质与尿道细菌，只有中后段的尿液能反映出尿液内部的溶解成分
早晨尿	前一天晚上就寝时完全排尿，隔天早上起床排尿的前段丢掉，只取中后段。这是安静睡眠时的浓缩尿液，若出现异常，很可能代表受检者生病
分杯尿	用来确认出血部位何在的采尿方法。开始排尿到2/3的尿液放进第一杯，剩下的放第二杯，调查哪杯出现血尿，就可知道出血部位（二分杯尿试验法）
蓄尿	收集一日或一定特质的尿。用这种方法可了解肾功能、每天尿蛋白的量、盐分摄取量与排泄状况等

血糖检查

血糖检查的主要内容有空腹血糖值、随时血糖值和葡萄糖负荷试验3种。检查的结果若有一项超过标准值，即可诊断为糖尿病高危险人群。不过，血糖值容易受到前一日的饮食和压力的影响，所以，严格来说仅仅靠一次检查无法断定是否为糖尿病患者。因此，必须进行2次或者2次以上的检查。

◎**空腹时血糖值：**一般血糖值的检查方法是：起床之后，在尚未进行大量的活动、吃早餐之前采取血液，检测血糖值。但有个前提，必须前一天晚饭之后没有再进食，否则就容易不准。

◎**随时血糖值：**不管有没有吃饭，在任何时间都可以采取血检查的血糖值，被称为"随时血糖值"。

◎**葡萄糖负荷试验：**葡萄糖负荷试验是诊断是否患糖尿病的常用方法。做法是早上空腹时服用75克葡萄糖水，并且分别在服用前，服用后30分钟、60分钟、90分钟、120分钟、180分钟采血，进行血糖值测定。检查之后诊断为糖尿病边界型，表示受检者未必已经患糖尿病，但必须改变饮食习惯，保持足够的运动量。

经过2次以上检查，以上3项中任何一项超过正常值都可诊断为糖尿病。

糖尿病患者的居家自我检测法

尿液的自我检测

◎ **试纸法测定尿糖：** 将尿糖试纸浸入尿液中，湿透约1秒钟后取出，1分钟后观察试纸的颜色，并与标准色板对照，即可得出检查结果（见下表）。使用时，一次取出所需要的试纸，盖好瓶盖，存放在阴凉干燥的地方，以防变质。

颜色	结果
蓝色（－）	尿中无糖
绿色（＋）	每100毫升尿中含糖0.3～0.5克
黄绿色（＋＋）	每100毫升尿中含糖0.5～1克
橘黄色（＋＋＋）	每100毫升尿中含糖1～2克
砖红色（＋＋＋＋）	每100毫升尿中含糖2克或2克以上

◎ **酮体试纸检测尿酮：** 将尿酮体试纸浸入尿液中，约1秒钟后取出，2分钟后观察试纸颜色变化，并与标准色板对照，即可得出检查结果（见下表）。用完后迅速盖紧瓶盖，保存在阴凉干燥处，以防其失去活性。

颜色	结果
淡黄色（－）	尿中无酮体
深黄色（＋）	每100毫升尿中含酮体0～15毫克
淡紫色（＋＋）	每100毫升尿中含酮体15～40毫克
紫色（＋＋＋）	每100毫升尿中含酮体40～80毫克
深紫色（＋＋＋＋）	每100毫升尿中含酮体80～100毫克

血糖的自我测定

◎ **用血糖试纸进行自我检测：** 在耳垂或手指采血1滴，滴在试纸黄色部分的中央，将试纸平放1分钟，立即用水冲净血液，在自然光或日光灯下与标准色板比较即可。

◎ **用血糖分析仪自测血糖：** 糖尿病患者经常要检测血糖，有条件的可自备家庭血糖仪，随时监测病情。

糖尿病能否根治

糖尿病的病因很复杂，至今尚无根治措施，因此那些所谓能够根治糖尿病的灵丹妙药是不可信的。但是采用饮食治疗、运动疗法、口服降糖药、胰岛素及中医药治疗，能有效地控制病情。糖尿病患者应注意调养，长期坚持治疗。

"三高"之间的关系

形影不离的高血压与高血糖

◎高血糖易引起肾脏损害，肾脏受损害后可使血压升高。

◎血糖高的人，其血管对有升压作用的血管紧张素比较敏感，使血压更容易升高。

◎血糖较高的人，其血液黏稠度会增加，从而使血管壁受损，血管阻力增加，易引起高血压。

◎高血压不仅会诱发高血糖，还会加重高血糖症状，使糖耐量递减者转为糖尿病。

相伴相生的高血脂与高血糖

◎糖尿病常伴有脂代谢紊乱，其特点是甘油三酯增高和高密度脂蛋白降低。

◎2型糖尿病患者是由于进食过多，运动过少，促使体内脂类合成增多，这也是造成血脂增高的原因。

◎肥胖伴高血脂者，由于胰岛素受体数相对减少，从而产生胰岛素抵抗，因而易诱发糖尿病。

互为因果的高血压与高血脂

◎**高血脂可诱发高血压**：正常人血管内膜是光滑流畅的，当血脂增高时血液黏稠度就会随之增高，使血流阻力增加，血压升高。

◎**高血脂还会加重高血压患者的病情**：体内血管内壁受损往往是高血压患者普遍存在的问题，如果发生高血脂，造成脂类物质沉积于血管壁，则会加重高血压患者的病情。

◎**高血脂增加降压难度**：高血脂还能降低抗高血压药物的敏感性，增加降压治疗的难度，因此在治疗高血压的同时还应降血脂。

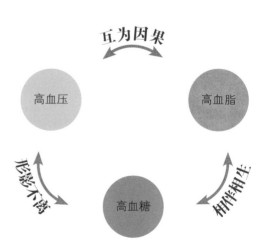

第 二 章

吃对食物，利于降『三高』

饮食是调理『三高』的重要手段，本章主要围绕『三高』人群的饮食原则，介绍『三高』人群应该吃什么、怎么吃、吃多少，为『三高』人群提供饮食方面的科学指导。

降血压的饮食疗法

高血压人群的5大饮食黄金原则

低盐饮食

对血压高的人来说，应该将每天食盐摄取量控制在6克以内。而且，对于诊断有高血压、已经开始饮食疗法、药物疗法的患者来说，最好将每天食盐的摄取量限制在5克以内。但是，对食盐不敏感的人即使减少食盐摄取量血压也难以下降。食盐是最直接影响血压的食品，但影响的程度因人而异，有些人属于"食盐敏感型"，血压容易因食盐而上升，也有些人属于"食盐不敏感型"，即使摄取过量的食盐，血压也不会发生大的变化。但是，并不是说对食盐不敏感的人就不会患高血压。如果由于肥胖、压力、饮酒等因素而诱发高血压，对食盐不敏感的人即使减少食盐摄取量，其较高的血压一般也不会下降，治疗起来反而更难。

多吃些醋

醋可以称得上是最健康的调味品，适当食用不仅可以美容、减肥，还能够降低患高血压、动脉硬化、脑卒中等疾病的风险。对于高血压患者来说，餐桌上不妨经常来盘醋拌菜、醋熘菜。

日本研究人员让一组成年高血压患者每天饮用含15～30毫升醋的饮料。8周之后，发现这组患者的血压比另一组未服用醋饮料患者的血压有一定程度的下降。

●醋

因此，高血压患者平时应该多吃点醋。醋拌蜇头、酸辣瓜条、醋熘土豆丝、西湖醋鱼、老醋花生米、醋熘大白菜等，都是非常适合高血压患者的可口菜肴。即使没有高血压的人，做菜时适当加点醋，不仅能增进食欲、帮助消化，还能起到软化血管、防止血管内杂质沉积、预防高血压的作用。

少吃味精

大家都知道，少吃盐对预防和治疗高血压有非常重要的意义。不过，有些人为控制食盐的摄入而用味精来提味，这同样不利于高血压的预防和病情的控制。这是因为，食盐的成分是氯化钠。食盐过多，血液中钠离子浓度增高，可以引起水钠潴留，从而导致血压升高，心脏负担加重。而味精的主要成分是谷氨酸钠，在体内会分解形成谷氨酸和钠离子，相当于另一种形式的"盐"，也就是说，味精吃多了也会引发和加重高血压。

越是血压高的人，味觉越不灵敏，越是要求味道的浓重，所以，很容易形成恶性循环。为了从根本上使血压得到控制，就应从忌口开始做起，少吃盐和味精，慢慢纠正不健康的饮食习惯。

选择植物油，少吃动物油

为了防止动脉硬化逐渐加重和产生并发症，高血压病人平时应注意多吃植物油，少吃动物油。这是因为动物油含有较高的饱和脂肪酸和胆固醇，会使人体器官加速衰老并促使血管硬化，进而引起冠心病、脑卒中等。

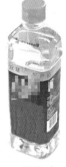

●植物油

而植物油如豆油、菜籽油、花生油、玉米油等，因含有大量的不饱和脂肪酸，目前多认为是高血压、动脉硬化和冠心病人的"康复油"。原因是不饱和脂肪酸中的花生四烯酸，是体内一种激素——前列腺素合成的主要原料。所以，花生四烯酸即为前列腺素前体，而前列腺素除能扩张血管、降低血压外，还能防止血液凝固，预防动脉粥样硬化的发生和发展。

注意在外就餐

血压高的人在外就餐时至少需要注意以下几点。

◎避免食用味重或者油腻的食物。

◎对于炸虾等油炸类食品，应该除去外层裹面后食用。

◎不要将碗内的汤汁喝完，辣的腌制食品应尽量少吃，精制主食摄入应适量。

◎如果觉得蔬菜不足，可以另外要一份蔬菜沙拉，以平衡营养。

◎避免食用配菜单一的盖饭与咖喱饭，可选择配菜丰富的盖饭。

◎如果是快餐，可以尽量选择蔬菜多的品种。

◎尽量选择公布盐分含量与热量的饭店进餐，以便于控制盐与热量的摄入。

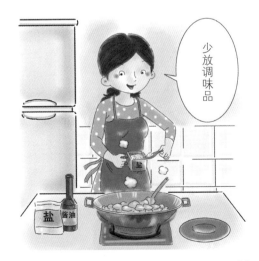

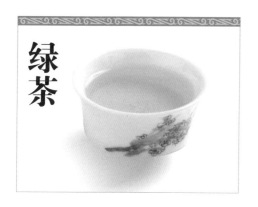

绿茶

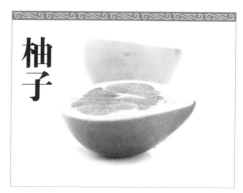

柚子

食用有理

绿茶有消脂、瘦身、促进消化、抗氧化等功效，是近年来相当热门的保健饮品，其丰富的儿茶素功不可没。儿茶素是茶水涩味的主要来源，不仅具备超强的抗氧化能力，还可以降低胆固醇和血压。

另外，儿茶素还能减少体内的中性脂肪，使血液变清澈，有扩张血管的作用。

特别叮咛

◎儿茶素需要高温才能析出，但为避免过于苦涩，浸泡1分钟即可将茶叶取出，可以反复冲泡2次。

◎空腹喝茶容易伤胃，绿茶的最佳摄取时间为三餐饭后。

◎消化性溃疡、神经衰弱易失眠者不宜饮用绿茶。

食用有理

柚子肉中含有非常丰富的维生素C以及类胰岛素等成分，有健胃、润肺、补血、清肠、通便等功效。此外，柚子含有生物活性物质柚皮苷，可降低血液的黏稠度，减少血栓的形成，故而对脑血管疾病，如脑血栓、脑卒中等有较好的预防作用。而鲜柚肉由于含有类似胰岛素的成分，对降低血糖有很好的效果，常食柚子可预防糖尿病、高血压、心脑血管等疾病。

特别叮咛

◎柚子皮也可以食用，而且有非常好的保健功能。先削去柚子皮青黄的外皮，留中间柔软的白色海绵部分，可以炒菜，也可以做成汤汁饮用。

◎刚采下来的柚子滋味不佳，最好在室内放置几天，一般是两周以后，待果实水分逐渐蒸发后再食用。

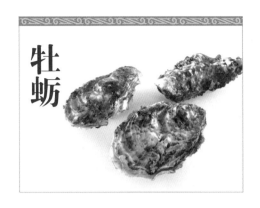

牡蛎

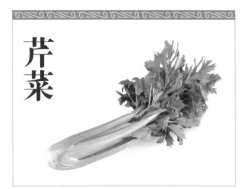

芹菜

食用有理

　　牡蛎的营养价值甚高，不仅含有丰富的镁、钾与牛磺酸，还含有烟酸、维生素A、维生素B_1、维生素B_2、维生素B_6、维生素E等，均有助于调节血压。钾可以帮助钠的代谢，烟酸能扩张血管，镁与牛磺酸可避免血管紧缩。

选购技巧

◎体形小且外观饱满、闻起来无腥臭味、外壳完全封闭者为佳。
◎外观看来略带绿色的牡蛎，可能已经遭重金属污染，选购时务必注意。

特别叮咛

◎牡蛎的吃法很多，带壳煮食最为方便，配菜、包水饺也很好。
◎生疮及体质虚寒者不宜食用。
◎牡蛎本身含钠量不低，所以即使牡蛎是较好的降压食材，也应注意摄取量的把握。

食用有理

　　芹菜富含多种活性成分，直接以新鲜芹菜榨汁或嫩芹菜捣汁加蜜糖少许服用，可防止高血压。芹菜含钾，能帮助体内钠的排出，还可预防水肿。芹菜中的芹菜碱具有保护血管的功效，适量摄取可预防血管病变及高血压并发症的发生。

选购技巧

　　要判断芹菜新鲜度，主要看芹菜叶片。芹菜叶片平直、有弹性韧度表示新鲜；存放时间较长的芹菜叶尖端会翘起，叶子软，有时会伴随发黄。

特别叮咛

◎芹菜叶的营养价值极高，富含胡萝卜素、B族维生素、维生素C、钙等，正在服用降血压药的患者，最好先询问医生是否适合食用芹菜。
◎芹菜的降压作用炒熟后并不明显，最好是汆烫后凉拌，若是连叶带茎一起嚼食，就更能最大限度地保存营养，发挥降脂作用。

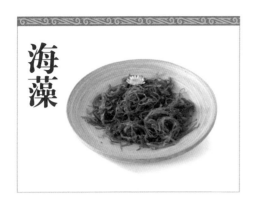

海藻

食用有理

海藻所含的藻酸与钾分别可以抑制钠的吸收与加速钠的代谢，钙、镁、烟酸、牛磺酸可扩张血管，维生素C、维生素E能预防动脉粥样硬化，膳食纤维则可以降低胆固醇，保持血液清澈，稳定血压。另外，海藻含有20余种人体必需氨基酸，可扩张血管、降低胆固醇，有效降血压。海藻富含多元不饱和脂肪酸，其中次亚麻油酸可辅助前列腺素的合成，能够降低血压。

选购技巧

质量优良的海藻表皮应无破损、光滑无黏液，色泽均匀无黑斑，气味方面则应有淡淡鲜味。经干燥处理的干货，宜选择有信用的商家，同时注意有效期限的标注。

特别叮咛

海藻有丰富的碘，甲状腺功能亢进者不宜大量食用。

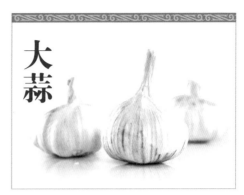

大蒜

食用有理

大蒜所含的大蒜素能预防斑块形成，镁可辅助心脏顺利收缩。另外，大蒜能够降低血液中的胆固醇与脂肪，对于预防心血管疾病具有显著的效果。

大蒜含有多种硫化物，是超强的抗氧化剂，能够预防血液在血管中凝集，维持血液流通的顺畅，稳定控制血压。此外，大蒜也能预防血栓形成，避免栓塞的发生。

选购技巧

挑选大蒜时，要注意蒜头底部，最好挑选外形饱满，底部结实、干燥且没有长须根的大蒜。当看到须根，代表大蒜之后会发芽。

特别叮咛

◎消化功能不佳者、胃溃疡以及眼疾患者不宜多食。

◎建议烹制时间不要过久，以维持大蒜的最佳功效。

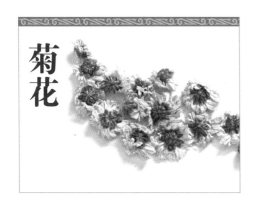

菊花

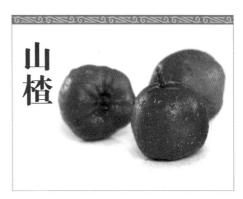

山楂

食用有理

菊花含黄酮类化合物，黄酮类化合物有高抗氧化的功能，能避免胆固醇氧化，维持血管壁弹性，同时还具备扩张血管的功能，能使得血液的流通较顺畅，当血液流通不受阻碍时，血压便不会逐渐升高。菊花茶向来被中医认定有清肝热降血压的功效。情绪的波动对血压会造成影响，维持安定的情绪是高血压患者自我保健的原则之一，建议高血压患者多饮用菊花茶，可以平肝阳、稳定血压。

选购技巧

挑选菊花时以花身干燥、颜色白、味道清香、花朵头大且没有碎者为佳。

特别叮咛

◎胃寒者不宜食用。

◎菊花可煎煮药汤，亦可泡茶饮用。

◎菊花性寒，凡外感风寒、脾胃虚寒、食少便溏者均不宜服用。

◎阳虚头痛恶寒者忌用。

食用有理

山楂中含有三萜类化合物及黄酮类物质。在降血压作用上，三萜类化合物及黄酮类物质为最主要的降压"功臣"，具有显著的扩张血管及降压的作用，同时能够增强心肌活性、改善心律不齐、调节血脂及胆固醇。此外，山楂有利于分解体内脂肪，降低胆固醇，对预防高血压并发高脂血症有益。

选购技巧

山楂以外形完整、肉质厚、质地硬者为佳。

特别叮咛

◎山楂会增加胃酸分泌，胃酸过多或消化性溃疡者最好饭后食用。

◎脾胃虚弱者不宜食用。

◎不宜用铁锅煮山楂，因为山楂是酸性果品，其中含有果酸，遇到铁后会发生化学反应，产生低铁化合物，食用后可能会引起中毒。

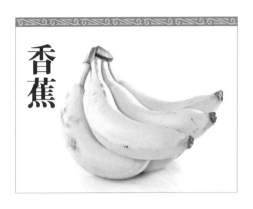

香蕉

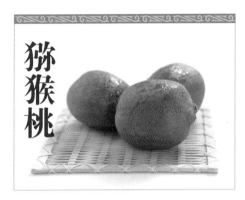

猕猴桃

食用有理

香蕉中含有血管紧张素转化酶抑制物质，这种物质可以抑制血压的上升。香蕉含有大量的钾，有助于排出体内多余的钠，平均每100克的香蕉约含有290毫克的钾，含钾量在水果类食物中名列前茅。

另外，香蕉还含有大量的膳食纤维，可以降低血液中的胆固醇，维持胃肠道的菌群生态，不但能辅助稳定血压，同时也有利于排便的顺畅，避免便秘的发生。

选购技巧

优质的香蕉应色泽一致，没有裂口。当香蕉外皮出现小黑斑点时，表示是最佳食用时机。若所购买的香蕉外皮呈现较青绿的颜色，则代表香蕉仍未成熟，可以放久一点再食用。

特别叮咛

◎易腹泻、胃酸过多者与痛经的女性不宜用。

◎香蕉不耐低温，冰箱保存易变黑。

食用有理

猕猴桃的钾含量颇高，而且钠含量很低，非常适合高血压患者食用。其所含的丰富的膳食纤维（果胶）可以辅助降低胆固醇，维持肠胃道菌群生态，具有辅助稳定血压的作用。

另外，猕猴桃还含有精氨酸，可以起到抑制特定酶的作用，预防血管收缩，避免血压上升。

选购技巧

以外表完整、无斑点、无明显挤压或破损、有自然光泽、绒毛整齐、轻握果实感觉有弹性者为佳。

特别叮咛

◎易腹泻、尿频者不宜食用。

◎月经过多的女性不宜食用。

◎触感稍软的猕猴桃应尽快食用，或者放入冰箱冷藏，以保持新鲜；未完全成熟的猕猴桃触感稍硬，可与香蕉或苹果一同放入袋中，很快就能变软食用。

黑巧克力

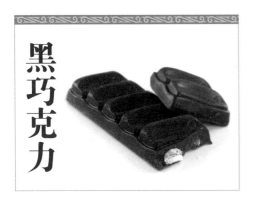

食用有理

黑巧克力中含有丰富的黄烷醇，它具有强大的抗氧化作用，可以改善血管内皮细胞功能，维持血管的健康状态，进而达到保护血管与降低血压的功效。可可碱是黑巧克力中另一种重要的化学物质，它有利尿与分解脂肪的特性，还可安定自主神经，促进血液循环，增强心肌功能，舒张血管，让血压达到稳定状态。

选购技巧

可可含量成分越高的巧克力越好，颜色也越黑。

特别叮咛

◎过于肥胖者不适用。

◎黑巧克力含热量较多，食用过量会为身体带来负担，建议将摄取量控制在每天6克以下。

◎黑巧克力虽然有降压功效，但它毕竟不是降压药物，不宜依赖每天吃黑巧克力的方法改善血压。

绿豆

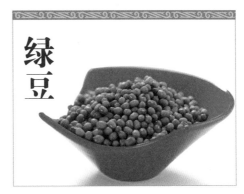

食用有理

绿豆一直是夏季炙手可热的消暑佳品，营养价值非常高，与稳定血压有关的营养成分有膳食纤维、维生素C、钾、镁、钙等。钾、镁、钙为高血压患者最需要补充的3种营养素。钾可帮助身体排泄多余的钠，有助于降血压，同时与镁一起维持心脏功能；钙能有效松弛血管平滑肌，安定神经，进而稳定血压；膳食纤维与维生素C可以减少"坏的胆固醇"及阻止脂肪在血管壁上的沉积，保护血管，以达到降低血压的作用。

选购技巧

以颗粒圆润饱满、大小均匀、表面光泽、没有虫蛀、无斑点、无皱缩者为佳。

特别叮咛

煮食绿豆时一定要煮熟透，未煮透的绿豆腥味强烈，食后易恶心、呕吐，会对人体产生不良的影响。

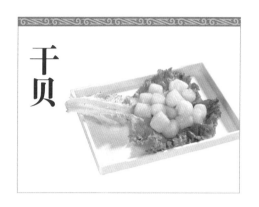

干贝

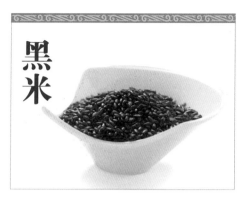

黑米

食用有理

干贝含有多种矿物质，对身体健康十分有益。干贝所含的硒能辅助制造有降压功能的前列腺素。其含有的镁可以辅助心脏的收缩，让血液顺利运送到全身，若血液中的镁含量不足，将导致血管收缩，血压上升。干贝中的钾与牛磺酸含量均比较高，可以促进钠的代谢，还有抑制交感神经的作用，可以扩张血管，达到降低血压的目的。

选购技巧

新鲜干贝的肉质应有弹性，颜色接近黄色；偏灰暗者可能不新鲜，过于雪白者可能加了漂白剂或其他添加物，均应避免采购。此外，形状完整、坚实饱满、肉质干硬者为佳。

特别叮咛

◎皮肤过敏者不宜食用。
◎新鲜干贝中的牛磺酸较容易被人体消化吸收，生食效果较佳。

食用有理

黑米所含的钾能帮助钠的排泄，可抑制血脂上升，预防动脉粥状硬化。

黑糯米与一般种皮呈黑色、深紫色的种子一样，黑色的种皮含有花青素，可以增加血清中的高密度脂蛋白胆固醇，对于抑制血液中脂质的过氧化有很好的效果。

此外，黑糯米中含有的镁、钾、烟酸、维生素C等，皆有助于血压的控制与血管的保健，高血压患者可适量摄取。

选购技巧

挑选时建议选择颗粒形状完整、表皮黑亮有光泽者。此外，有正常清香味者才是优质的。

特别叮咛

◎消化不良、易胀气者不宜食用。
◎若把黑糯米泡在水中，不一会儿，水色会渐渐混浊变深，这是正常的。

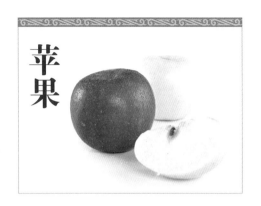

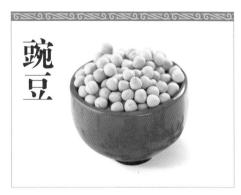

苹果

食用有理

苹果富含钾，而钾可以促进钠的代谢，因此苹果具有辅助调节血压的功能。

苹果中所含的果胶能强化胆酸的代谢，因此身体需要消耗胆固醇来合成新的胆酸。当体内胆固醇减少、血管的健康状态较佳时，血压便能更稳定。

苹果中的维生素C同样能防止动脉血管硬化，当血流畅通时，血压就能被更好地控制。

选购技巧

选购苹果时，应挑选个大适中、果皮光洁、颜色艳丽、软硬适中、果皮无虫眼和损伤、肉质细密、气味芳香者。

特别叮咛

◎胃寒者不宜食用。

◎苹果带回家后应由塑料袋中取出，置于阴凉通风处保存。

豌豆

食用有理

豌豆中富含的钾能帮助调节血压。豌豆中所含的维生素C、β–胡萝卜素皆具有抗氧化的功效。活性氧会伤害细胞膜，造成动脉粥样硬化。适量补充抗氧化物质，可以帮助降低血液中的胆固醇，维持血管的健康状态。

豌豆中还含有叶绿酸，可以降低血液中的甘油三酯和脂肪含量，减少心血管病变的发生，有助于高血压患者强化血管弹性，稳定血压。

选购技巧

建议挑选豆荚扁平、颜色翠绿、表皮光滑、豆粒部分未明显凸起者。

特别叮咛

◎容易腹胀者不宜食用。

◎胃肠功能较弱者应避免大量食用豌豆，以免产生腹胀的现象。

◎豌豆的嘌呤含量高，痛风和肾脏病患者不宜过量摄取。

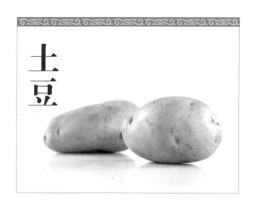

土豆

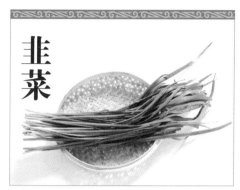

韭菜

食用有理

土豆含有丰富的钾、膳食纤维、镁。其中钾有助于体内多余的钠排泄，达到辅助降血压的效果。膳食纤维可维持心血管健康。镁也是维持血压稳定的重要营养素，当身体缺镁的时候，血管会收缩，血压就会上升，适量地补充镁，可以稳定血压，同时辅助心脏的收缩与舒张。土豆还含有丰富的维生素C，其维生素C含量为去皮苹果的1倍多。维生素C具有抗氧化功效，可以帮助降低血液中的胆固醇，维持血管的弹性。当身体缺乏维生素C时，血管也会变得脆弱。

选购技巧

购买土豆时，要选择外皮光滑、完整、干净者，若出现皱褶，则表示土豆不新鲜、水分丧失。外形上以椭圆形者较优，尽量少选择长条状或过扁的。此外，在购买时可以稍稍用手按压果体，若新鲜度够，果体是硬的，软则表示不新鲜。

食用有理

韭菜有种特殊的气味，这种气味来源于其所含的硫化物，而这种硫化物可维持血管壁弹性，预防动脉粥样硬化。

韭菜所含的蒜素能扩张血管，使血液循环更顺畅。

韭菜还含有钾、钙、镁以及膳食纤维，均能降低血压。每100克韭菜约含380毫克的钾，而钠的含量不到40毫克，高钾低钠且热量又低（每100克仅27千卡），十分适合高血压患者食用。

选购技巧

新鲜韭菜一定要水润饱满，颜色呈深绿色，若茎叶枯黄且呈萎缩软状，则代表不新鲜。

特别叮咛

患有眼疾、体质偏热、胃病、消化不良者等不宜食用。

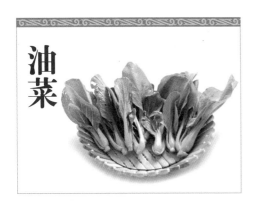

油菜

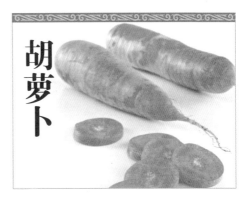

胡萝卜

食用有理

　　油菜为低脂肪蔬菜，且含有膳食纤维，能与胆酸盐和食物中的胆固醇及甘油三酯结合，使其从粪便排出，从而减少脂类的吸收，故可用来降血脂。另外，其所含的大量的植物纤维素能促进肠道蠕动，增加粪便的体积，缩短粪便在肠腔停留的时间，从而改善多种便秘，促进体内废物的排出，从而达到降压、降脂的目的。而且，油菜中含有大量胡萝卜素和维生素C，这些营养素不仅有助于增强机体免疫力，还能改善高血压症状。油菜中钙的含量在绿叶蔬菜中为最高，而钙可使血管平滑肌松弛，同时还能帮助人体代谢钠，从而平衡高钠对血压的影响。

特别叮咛

　　油菜不宜保存，放在冰箱中可保存24小时。吃剩的熟油菜过夜后就不要再吃，以免造成亚硝酸盐沉积，易引发癌症。

食用有理

　　胡萝卜所含的钾可以调节体内的酸碱平衡，维持正常血压。烟酸可以降低血液中的胆固醇和甘油三酯，帮助血管扩张，使血液顺利流通，进而稳定血压。

　　膳食纤维可降低钠盐吸收率，增加钠离子排出，因此可抑制血压上升。同时膳食纤维进入胃肠后还能够吸收水分使体积膨胀，增加饱腹感，减少进食量，从而使摄入的热量减少，肠道内营养的消化吸收也随之下降，最终使体内脂肪消耗，达到减肥的目的，而肥胖是导致高血压的元凶之一，从而间接地达到降压的目的。胡萝卜中的胡萝卜素具有防止血栓形成的作用，这是因为胡萝卜素是强力的抗氧化剂。

特别叮咛

　　胡萝卜富含抗氧化物，而胡萝卜煮熟后的抗氧化物含量是未熟的3倍，因此建议熟食胡萝卜。

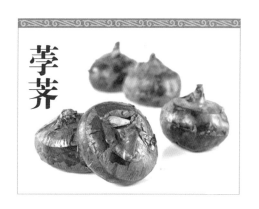

荸荠

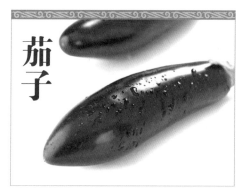

茄子

食用有理

荸荠中含有的磷在根茎蔬菜中是最高的，磷可以促进体内的碳水化合物、脂肪、蛋白质三大物质的代谢，调节酸碱平衡，避免因胆固醇堆积而导致血压上升。英国在对荸荠的研究中发现了一种不耐热的抗菌成分——荸荠英，这种物质对降低血压也有一定效果。另外，荸荠是寒性食物，有利尿通便、化湿祛痰、消食除胀等功效，可间接改善高血压人群的病情。

选购技巧

在购买的时候要选择紫黑发亮且无破损的荸荠，这样的荸荠才是降压的上品。

特别叮咛

荸荠的球茎部分营养丰富，含有粗纤维、胡萝卜素、B族维生素、维生素C、铁、钙和碳水化合物，具有降压作用，因此高血压患者要选择球茎部分食用。

食用有理

茄子含丰富的营养物质，其中的维生素P和维生素E能增强人体细胞间的黏着力，增强毛细血管的弹性，降低毛细血管的脆性及通透性，防止微血管破裂出血，使心血管保持正常的功能，对冠心病、高血压都有辅助治疗作用。

另外，茄子中含有的胆碱、水苏碱、葫芦巴碱等物质，可以有效降低血液中的胆固醇水平，对预防冠心病、高血压都有重要意义。茄子还可以降低胆固醇和中性脂肪在血液中的浓度，达到降压的作用。因此，茄子非常适合高血压和糖尿病等患者食用。

特别叮咛

◎想让茄子的降压效果达到最大，必须选取鲜嫩的茄子。秋后的老茄子含较多的茄碱，不宜多吃。

◎茄子含有一定的毒素，因此不建议生食，应加热食用。

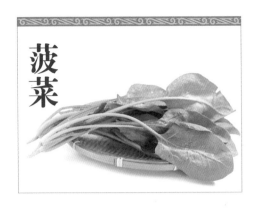

菠菜

食用有理

菠菜里含有丰富的钾、镁、钙，对于血压的控制有很大帮助。钾有助于排出身体中多余的钠；镁能降低胆固醇、保护心脏功能、辅助心脏收缩；钙能松弛血管平滑肌、安定神经，使血压稳定。此外，菠菜中富含膳食纤维、维生素C，能控制胆固醇、降低血脂，有助于血管的保健。

选购技巧

建议购买叶片呈新鲜翠绿、根部肥满挺直者，若叶片有黄色斑点，则新鲜度较差。此外，菜梗要红短；叶子要厚重，伸张良好，有弹性；叶面要宽，叶柄要短。

特别叮咛

◎结石患者、肾炎患者忌食。
◎菠菜中的叶酸容易在加热的过程中流失掉，最好的方式是以大火快炒，缩短加热时间，才能让营养价值保留得更完整。

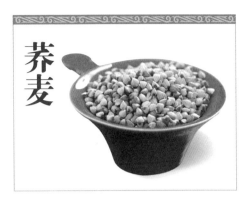

荞麦

食用有理

◎荞麦含有大量的维生素P成分，能保护微血管，可有效降低血压。另外，荞麦中富含的钙与膳食纤维具有降低血脂、净化血液的作用，可以促使血液流动顺畅。而其所含的色氨酸能稳定神经，避免情绪紧张导致的血压上升。
◎稳定血糖、帮助消化、保护心血管、降低胆固醇、控制体重。

特别叮咛

◎荞麦分为黑、白两种，黑荞麦由研磨谷粒外层制成，白荞麦则是由内层制成。具有降血压功能的维生素P在表层的含量比较丰富，因此黑荞麦比较适合高血压患者食用。
◎与含维生素C的食物一起食用，可强化芦丁保护微血管的作用，预防心血管疾病。
◎过敏者、体虚气弱、脾胃虚弱、肿瘤患者忌食。

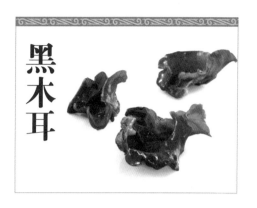

黑木耳

食用有理

黑木耳所含的钙、维生素C、烟酸、胡萝卜素、硒、膳食纤维、腺嘌呤核苷、黑木耳多糖等均是降低血压的有效成分。腺嘌呤核苷可抑制血小板聚集，溶解血栓，除了有效稳定血压外，还能预防心血管的病变。膳食纤维可以促进胃肠蠕动，降低胆固醇，加速胆固醇代谢，预防血管硬化，保护血管。

选购技巧

优质的黑木耳表面黑而富有光泽，有一面呈灰色，手摸上去感觉干燥，无颗粒感，嘴尝无异味。

假黑木耳看上去较厚，分量也重，用手摸时会有潮湿或颗粒感，嘴尝有甜或咸味。

特别叮咛

黑木耳不宜与田螺同食。

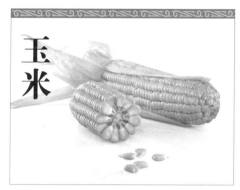

玉米

食用有理

玉米的膳食纤维能降胆固醇，防止动脉粥样硬化。维生素E能抑制脂肪成分转化为有害的脂质过氧化物，从而维持血液的畅通，减少血管病变发生的概率。玉米富含有高血压患者应多摄取的钾、镁与钙。钾能促进钠的代谢，镁能扩张血管、辅助心脏的收缩，而钙具有降低血脂、抗血栓与扩张血管的功效。

选购技巧

挑选时应注意外叶的颜色，建议选择外叶颜色青翠者。外叶颜色枯黄代表玉米过熟，颗粒水分较少，也容易有凹米。

特别叮咛

◎易腹胀及尿失禁患者不应食用。
◎玉米成熟时的玉米须有利尿作用，也对减肥有利。玉米须可煮汤代茶饮。

芹菜柠檬柚子汁

材料 柠檬1个，芹菜80克，柚子半个。

调料 冰块少许。

做法

1.柠檬去皮洗净切片；柚子去除果囊及子，果肉切块；芹菜洗净，切段备用。

2.将柠檬片、柚子块和芹菜段放入榨汁机榨汁，加入少许冰块即可。

营养师有话说

芹菜生吃比熟吃降压效果更明显，柠檬、柚子的降压效果也很好，三者搭配榨汁可供高血压患者每天饮用。

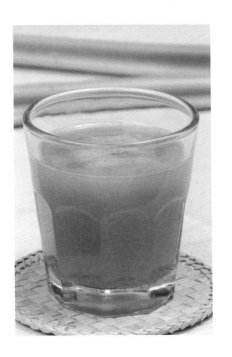

牡蛎糯米粥

材料 鲜牡蛎肉100克，蒜末3大匙，糯米半杯，五花肉50克，洋葱末2大匙。

调料 料酒半大匙，盐2小匙，胡椒粉半小匙，熟猪油少许。

做法

1.糯米淘洗干净；鲜牡蛎肉清洗干净；五花肉切成细丝。

2.糯米下锅，加清水烧开，待米稍煮至开花时，加入五花肉丝、牡蛎肉、料酒、盐、熟猪油，一同煮成粥，然后加入蒜末、洋葱末、胡椒粉调匀即可食用。

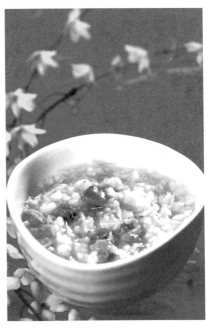

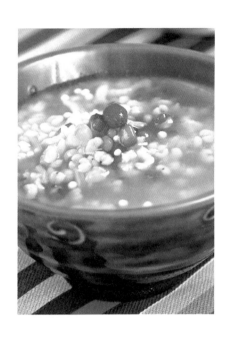

🌸 绿豆西米粥

【材料】西米2大匙，大米、绿豆各半杯，枸杞子少许。

【调料】白糖少许。

【做法】1.将绿豆、大米用清水洗净；西米用清水泡透。

2.锅中加入适量清水，烧开，加入绿豆、大米、用小火煲至大米开花。

3.再加入西米，调入白糖，继续用小火煲约10分钟，最后加入枸杞子熬煮片刻即可出锅。

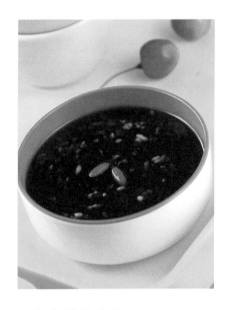

🌸 双黑粥

【材料】黑豆50克，黑糯米100克，枸杞子少许。

【调料】白糖2大匙。

【做法】

1.将黑豆洗净，去杂质，浸泡4小时；黑糯米、枸杞子均去杂质，淘洗干净，备用。

2.将黑豆、黑糯米一起放入锅内，加清水适量，大火煮沸，再加入白糖，用小火煮50分钟，加枸杞子稍煮后出锅装碗即成。

营养师有话说

黑豆本身含有大豆蛋白、异黄酮和抗氧化物，是降压的良品，与黑糯米组合后，还可补充米中赖氨酸的不足，是降压的绝佳组合。

酸辣荞麦面

材料 A.荞麦面150克；B.泡椒1大匙，葱、姜、蒜各适量，香菜少许。

调料 醋3大匙，酱油1小匙，红油、味精、白糖、花椒各适量。

做法

1.锅中烧沸水，下入材料A煮熟，捞出晾凉；葱切花，姜切末，蒜剁成泥，香菜洗净切碎。

2.材料B和调料混合均匀，兑成酸辣汁。

3.将酸辣汁淋在荞麦面上即可，也可将酸辣汁做成味碟，荞麦面蘸着来吃。

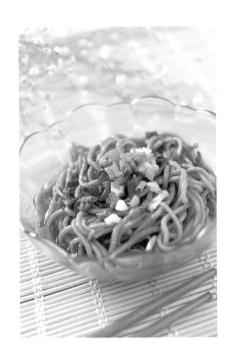

蒜香油菜

材料 油菜300克，蒜片、姜末、枸杞子各少许。

调料 盐适量，白糖1大匙，米醋2大匙，高汤2小匙。

做法

1.将油菜放入加盐的沸水中余烫一下，捞出沥干，切成小段，摆入盘中；枸杞子洗净，备用。

2.锅置火上，加入高汤烧开，放入蒜片、姜末及盐、白糖、米醋略煮，制成调味汁备用。将调味汁浇在油菜上，翻拌均匀，腌15分钟，撒枸杞子即可。

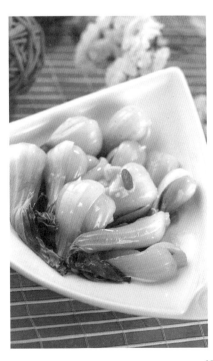

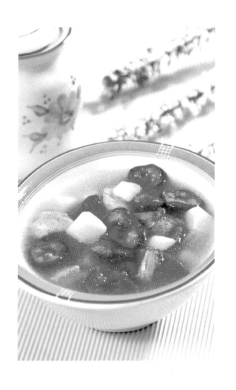

山药土豆牛肉汤

材料 山药200克，牛肉300克，山楂、胡萝卜、土豆各30克。

调料 盐、味精、醋各适量。

做法

1.山药、土豆分别洗净，去皮，切方丁；胡萝卜洗净，切丁；山楂放清水中浸泡。

2.牛肉用温水洗净，放入开水锅中煮10分钟，捞出洗净，切成块。

3.牛肉块与山楂同放入瓦罐内，小火炖1小时。取出山楂后，放入土豆丁、胡萝卜丁、山药丁，搅匀后放盐，继续炖30分钟，再放入味精即可。

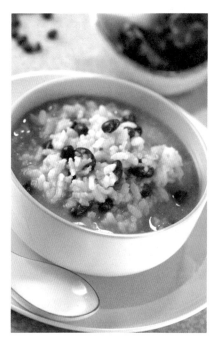

荸荠红小豆大米粥

材料 红小豆30克，荸荠50克，大米100克。

调料 白糖1大匙。

做法

1.将红小豆洗净，备用；荸荠去皮，洗净，一切两半；大米淘洗干净。

2.将做法1中处理好的材料一同放入锅内，加适量清水，大火烧沸，再转小火煮45分钟，加入白糖搅匀即可。

营养师有话说

荸荠是大众食品，营养丰富，除了高血压病人，还特别适合发热人群和儿童食用。

茄子鸡片汤

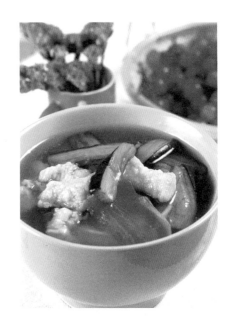

材料 长茄子2根，鸡胸肉、红辣椒片各适量。

调料 水淀粉、酱油、料酒、白糖、盐各适量。

做法

1.鸡胸肉洗净切成条；茄子去蒂，洗净切薄片，放入温油中略炸，捞出油备用。

2.将白糖、酱油、料酒、红辣椒片放入锅中，沸腾后放入鸡胸肉条，煮至九成熟时放入茄子片略煮，并用盐调味。

3.放入水淀粉勾芡，搅拌均匀即可食用。

豌豆鸡丝胡萝卜粥

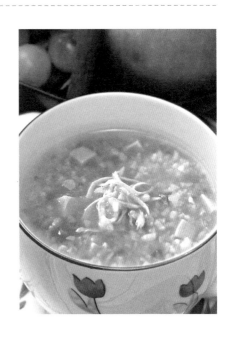

材料 豌豆3匙，糙米半杯，胡萝卜1根，鸡胸肉100克，新鲜豆腐200克。

调料 盐适量。

做法

1.糙米洗净，用清水浸泡1小时；鸡胸肉切成丝；豌豆洗净，剁碎；豆腐切块备用。

2.胡萝卜洗净后用沸水烫熟，切成小粒。

3.所有材料放入锅中，加适量水煮粥，直到豌豆、胡萝卜粒彻底熟烂，加盐调味即可食用。

营养师有话说

粥里的糙米富含B族维生素和维生素E，可以提高人体免疫力，促进血液循环，使血压保持稳定。豌豆中丰富的维生素C和胡萝卜素都具有抗氧化性，可以维持血管的健康状态，减少高血压的发生。

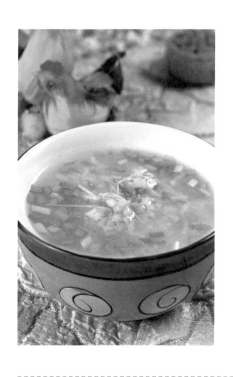

鲜虾韭菜大米粥

材料 大米半杯，虾100克，鲜韭菜50克，姜末1大匙。

调料 盐1小匙。

做法

1.将大米淘洗干净，用清水浸泡45分钟；虾洗净，去壳，去除虾线；鲜韭菜洗净，切成段。

2.大米入锅，加适量水煮粥。

3.待粥将熟时，放入虾仁、韭菜段、姜末、盐，继续煮至虾仁熟、大米烂即可。

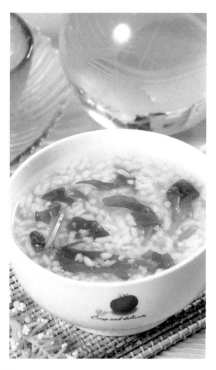

菠菜大米粥

材料 新鲜菠菜100克，大米半杯。

做法

1.新鲜菠菜清洗干净，用手撕成大小相似的片状，先放在开水中稍煮片刻，以除去草酸，随即捞出。

2.大米淘洗干净，放入砂锅内，加适量清水，煮至米烂粥稠。

3.粥中加入菠菜片拌匀即可。

营养师有话说

菠菜和大米都具有降压所需的营养素，具有补血、润肠、降糖、降压的功效，建议高血压病人早、晚食用此粥。

香蕉糯米粥

材料 香蕉3根，糯米半杯。

调料 冰糖适量。

做法

1.香蕉去皮，切成丁。

2.糯米淘洗干净，放入锅中煮开，加入香蕉丁、冰糖，熬成粥即可。

营养师有话说

　　香蕉里大量的钾可帮助身体排出多余的钠盐。香蕉和糯米结合后，膳食纤维等营养素帮助身体维持肠道的菌群生态，不但能防止便秘，还稳定了血压。

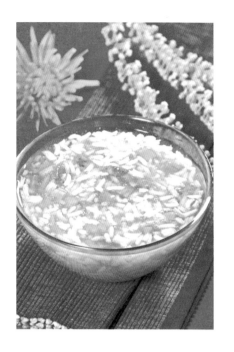

猕猴桃苹果饮

材料 苹果半个，猕猴桃1个，葡萄干1大匙，枸杞子10克，燕麦片100克，奶粉2大匙。

做法

1.苹果、猕猴桃均洗净，猕猴桃去皮，与苹果分别切小块备用。

2.燕麦片与奶粉分别放入碗中，倒入适量热开水搅拌均匀，加入葡萄干、枸杞子、苹果块、猕猴桃块搅打均匀即可。

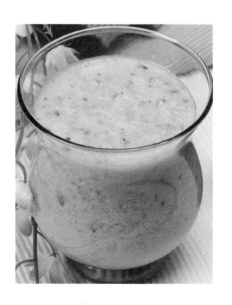

营养师有话说

　　猕猴桃配合同样具有降压、降脂功效的苹果、葡萄、枸杞子、燕麦等一起食用，是高血压和高脂血症患者平时可食用的保健佳品。

香蕉皮菠菜汁

组成 香蕉皮、夏枯草各30克，菠菜50克。

做法及用法 将以上材料以水煎煮，取药汁。每日1剂，分2次服用。

主治功效 对高血压有一定疗效。

银耳糖醋方

组成 银耳、白糖、醋各适量。

做法及用法 先将银耳泡发，去除杂质、蒂头、泥沙，用开水冲洗，掰成小块放在盘内，加白糖和醋拌匀，即成。佐餐食用。

主治功效 凉血，清热，消炎。适用于高血压、荨麻疹、瘀点紫斑、无名发热等。

菠菜姜醋方

组成 菠菜250克，生姜25克，盐、花椒油各2克，酱油、香油各5克，味精、醋各适量。

做法及用法 先将菠菜摘去黄叶，洗净切成段，鲜姜去皮切成丝；锅内加清水，置火上烧沸，加入菠菜略焯，捞出沥净水，轻轻挤一下，装在盘内，抖散晾凉，再将姜丝、醋等调料一起加入凉拌，拌匀入味即成。随意食用。

主治功效 养血通便。适用于老年性便秘、习惯性便秘、高血压等。

降压醋蛋方

组成 醋60克，鸡蛋1个。

做法及用法 将鸡蛋打入碗中，加醋搅匀，放火上煮熟。晨起空腹服用，7天为1个疗程。可连用数疗程。

主治功效 降压。适用于高血压。

天麻鸡蛋方

组成 天麻10克，鸡蛋1个。

做法及用法 将天麻浓煎取汁，再将鸡蛋打入碗中，用沸药汁冲鸡蛋。一次服下，每天1次，连服5~7天为1个疗程。

主治功效 平肝息风，祛风定惊。适用于头目眩晕、肢体麻木、小儿惊风、癫痫、高血压病、耳源性眩晕等。

●鸡蛋

荷叶鸡蛋方

组成 荷叶1张，红糖20克，鸡蛋1个。

做法及用法 以上3味煮至蛋熟，去渣即成。口服，每天1次，连服6天为1个疗程。

主治功效 升清降浊，清暑解热，补益气血。适用于高血压见阳气阻塞，浊邪上踞有头痛者。

红糖醋蛋方

组成 食醋60克，红糖适量，鸡蛋3个。

做法及用法 将鸡蛋打入碗中，加醋、红糖调匀饮服。每天服1～2次，连服数天。

主治功效 散瘀解毒，补中养肝，活血散寒。适用于气滞血瘀型心绞痛，症见心胸满闷、疼痛阵作、时欲太息、日久不愈或可由暴怒而致心胸痛甚者以及高血压兼见眩晕者。

桑寄生鸡蛋方

组成 桑寄生15～30克，鸡蛋2个。

做法及用法 将桑寄生洗净切片，与鸡蛋加水同煮至熟，去壳后再煮片刻，即成。吃蛋饮汤。

主治功效 补益肝肾，强壮筋骨，养血祛风，安胎元。适用于风湿痹痛、腰膝部神经痛、足酸背痛、中风后四肢麻木、动脉硬化性高血压、妊娠腰痛等。

决明子茶

组成 决明子15克。

做法及用法 将决明子炒黄碾碎，沸水冲泡。代茶频饮，每天1剂。

主治功效 清热，明目，通便。适用于高血压、高血脂等。

● 决明子

茺蔚二桑茶

组成 茺蔚子、桑叶、桑枝各6克。

做法及用法 将茺蔚子、桑叶、桑枝一同捣为碎末，装入纱布袋中，扎紧袋口；随后，将纱布袋放入茶杯中，冲入适量沸水，加盖闷泡20～25分钟后，澄清茶汤，即可饮用。温服，每天1剂，不拘时饮用。

主治功效 清热平肝，祛风明目，活血通络。适用于肝阳上亢型高血压，可见头晕、目眩、耳鸣、心烦、失眠、多梦和易怒等。

三根茶

组成 老茶根、榆树根各30克，茜草根15克。

做法及用法 以上3味加水煎汤，去渣取汁。代茶饮，每天1剂，28天为1个疗程。

主治功效 活血，清热，降压。适用于冠心病、高血压。

罗布麻叶茶

组成 罗布麻叶5克。

做法及用法 罗布麻叶洗净切碎，沸水冲泡。代茶频饮。

主治功效 降压利尿，清泻肝火。适用于高血压，症见头目眩晕、耳鸣、失眠多梦等。

车前山萸茶

组成 车前草、山茱萸各9克，枸杞子10克，菊花6克。

做法及用法 将车前草、山茱萸一同捣为碎末，装入纱布袋中，扎紧袋口；随后，将纱布袋与枸杞子、菊花一同放入杯中，冲入适量沸水，加盖闷泡20~25分钟后，过滤药渣，澄清茶汤，即可饮用。温服，每天1剂，

不拘时饮用。

主治功效 补肝养肾，平肝明目。适用于肝肾阴虚型高血压，症见头晕、目眩、视力下降、目涩、失眠、健忘、心烦、口干、耳鸣、腰膝酸软和倦怠乏力等症状。

返老还童茶

组成 何首乌30克，槐角、冬瓜皮各18克，山楂肉15克，乌龙茶3克。

做法及用法 以上前4味加清水煎沸20分钟，取汁冲泡乌龙茶。代茶温饮，每天1剂。

主治功效 滋补肝肾，润须乌发，消脂减肥，延年益寿。适用于肝肾阴虚型高血压，症见头晕目眩、耳鸣、毛发枯黄或早白等。

决明槐花茶

组成 决明子9克，槐花、白菊花各6克。

做法及用法 将决明子、槐花、白菊花一同放入杯中，冲入适量沸水，加盖闷泡15~20分钟，即可饮用。温服，每天1剂，不拘时饮用。

主治功效 清肝明目，凉血止血。适用于肝阳上亢型高血压、神经衰弱等，症见头痛、头晕、目眩、耳鸣、失眠、

健忘、多梦、易怒和面部潮红等。

地骨菊花酒

组成 地骨皮25克，甘菊花25克，生地黄25克，米酒1000毫升。

做法及用法 将地骨皮、甘菊花、生地黄捣碎，一同装入纱布袋中，扎紧袋口；将纱布袋放入酒坛中，冲入米酒，密封；充分浸泡1周后，过滤药渣，即可饮用。每次10～15毫升，每天3次。

主治功效 滋阴补血，清热降压。适用于伴有头晕、目眩、体质虚弱、视物不清和流泪等症状的高血压，尤其适宜中老年体弱患者。

川芎酒

组成 川芎15克，米酒500毫升，白糖10克。

做法及用法 将川芎捣碎，装入纱布袋中，扎紧袋口；将纱布袋放入酒坛中，撒入白糖，冲入米酒，轻轻摇动后，密封酒坛；浸泡5～7天，过滤药渣，即可饮用。每次10～15毫升，每天分早、晚2次饮用。

主治功效 活血化瘀，祛风止痛，行气降压。适用于高血压、神经性头痛、外感头痛和脑动脉硬化性头痛等。

茯苓菊花酒

组成 白茯苓、白菊花各50克，米酒1000毫升。

做法及用法 将白茯苓、白菊花捣碎，一同装入纱布袋中，扎紧袋口。将纱布袋放入酒坛中，冲入米酒，密封；充分浸泡1周后，过滤药渣，即可饮用。每次15～20毫升，每天3次。

主治功效 平肝清热，祛风明目，通利血脉，利水降压。适用于伴有头痛、头晕、目眩、目赤肿痛和水肿等症状的高血压。

香菇柠檬酒

组成 白酒500毫升，香菇25克，柠檬1个，蜂蜜80克。

做法及用法 将香菇、柠檬洗净晾干切片，置容器中，加入白酒，密封，浸泡7天后去掉柠檬，继续浸泡7天，加蜂蜜，混匀即成。每次20毫升，每天2次。

主治功效 健脾益胃。适用于高血压、高脂血症等。

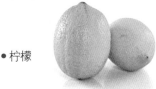
●柠檬

降血脂的饮食疗法

适合高血脂人群的饮食原则

饮食调理是高血脂治疗的重要组成部分，采取任何药物治疗之前，首先必须进行饮食调理。在服用降脂药物期间也应注意控制饮食，以增强药物的疗效。

多吃蛋白质类食物

蛋白质的来源非常重要，主要来自牛奶、鸡蛋、瘦肉类、禽类（应去皮）、鱼虾类以及大豆、豆制品等食品。但是植物蛋白质的摄入量要在50%以上。

多吃蔬菜、水果及深海鱼类

应多吃鲜果和蔬菜，它们含维生素C、矿物质、膳食纤维较多，能够降低甘油三酯水平、促进胆固醇的排泄。可选用降脂食物，如酸牛奶、大蒜、绿茶、山楂等。同时，深海鱼类也可以降低血液中脂肪的含量，如秋刀鱼、白鲳鱼、鲑鱼、鲭鱼等。

少吃碳水化合物类食物

不要过多地吃糖和甜食，因为糖可转变为甘油三酯。每餐应吃七八分饱。应多吃粗粮，如小米、燕麦、豆类等食品，这些食品中纤维素含量高，具有降血脂的作用。

减少动物脂肪的摄入

减少动物性脂肪如猪油、肥猪肉、黄油、肥羊、肥牛、肥鹅等的摄入量。这类食物饱和脂肪酸过多，脂肪容易沉积在血管壁上，增加血液的黏稠度。饱和脂肪酸能够促进胆固醇吸收和肝脏胆固醇的合成，使血清胆固醇水平升高。饱和脂肪酸长期摄入过多，可使甘油三酯升高，并有加速血液凝固的作用，导致血栓形成。

避免外出就餐

高血脂人群应尽量避免在外就餐，因为外出应酬经常被迫吸烟、饮酒，而且餐厅的食物大多口味较重，盐和糖的含量较高，且可能会使用如猪油、牛油等含饱和脂肪酸较高的动物油。烟、酒、盐、糖、动物油这些都会导致血脂升高，对高血脂人群极为不利。在家中烹调则能控制盐、糖的摄入，还可使用植物油，如葵花子油、茶油、橄榄油等，且各种植物油也可轮流使用。

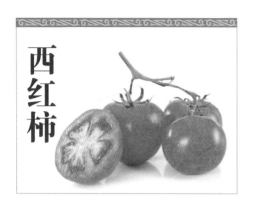

西红柿

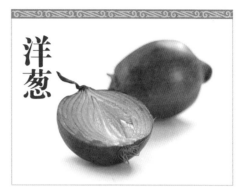

洋葱

食用有理

西红柿中含有丰富的维生素A、维生素C，能够使胆固醇变成胆汁酸排出体外，其酸性是由柠檬酸及苹果酸所致，这些酸性物质对机体的新陈代谢大有益处，可促进胃液生成，加强对油腻食物的消化，同时还能降低肝脏中的胆固醇含量。西红柿中所含的番茄红素和维生素P均具有很强的抗氧化作用，可以保护血管免受自由基的侵害，并能改善心脏功能，从而可以有效地预防和减轻心血管疾病。

特别叮咛

◎烹调时不要久煮，以防止破坏其中的营养素。

◎烧煮时可稍加些醋，这样能破坏其中的有害物质——番茄碱。

◎用富含维生素E的植物油来烹调西红柿，可以提高西红柿中番茄红素的吸收率。

食用有理

洋葱能降低血栓形成的风险。洋葱所具有的香味来自大蒜素，而大蒜素有助于血液循环，可预防血栓的产生。此外，洋葱表皮中还含有大量的类黄酮物质，具有较强的抗氧化功效，可预防胆固醇的氧化，并可预防动脉粥样硬化。洋葱所具有的辛辣口味来自丙基硫化物，短时间的加热后将变成三硫化物，长时间的炖煮后形成半胱氨酸，上述成分具有去除血液中胆固醇及中性脂肪的作用。此外，丙基硫化物可促进血液中葡萄糖的代谢，能有效降低血糖及中性脂肪，从而防止血脂升高。

特别叮咛

◎每天摄取50克，可以达到明显的降脂效果。

◎洋葱在加热后放置15分钟再食用，效果更好。

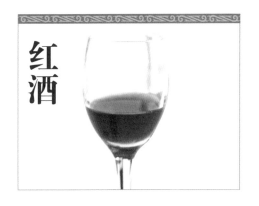

红酒

食用有理

红酒是由整颗葡萄发酵而成，也保留了葡萄皮所含的花青素、白藜芦醇和红酒多酚，这些都是抗氧化力十足的植物活性成分，有修补血管破损、避免"坏胆固醇"氧化并进入血管内壁形成斑块、有效减轻血栓的作用。众所周知，法国人在红酒的消耗量上是非常高的，虽然他们和其他国家的人民一样喜欢吃肉类食品和鲜奶制品，但是心血管疾病的死亡率却仅有其他国家的一半。

特别叮咛

◎红酒可用于烹调，红酒入菜可将大部分酒精蒸发，留下耐热的营养素，且能增加食物的美味程度。

◎红酒含有酒精，热量较高，每天应适量饮用，以不超过120毫升为佳。

◎红酒开过瓶之后再保存时要将软木塞塞回，把酒瓶放进冰箱内，水平摆放。储存在冰箱里的红酒要在2~3个星期内饮用完。

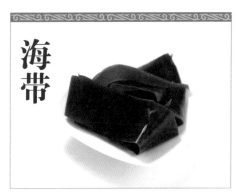

海带

食用有理

海带含有丰富的牛磺酸，可降低血脂和血压，能增强微血管的韧性，可抑制动脉粥样硬化，故对动脉血管有保护作用；海带不含脂肪，所含的膳食纤维、褐藻酸类物质、海藻酸盐、昆布素等可抑制胆固醇的吸收，并促使胆固醇排出，能够有效地降低脂肪，预防高血脂。海带里的海带素、褐藻淀粉和昆布素多糖等也具有很好的降脂和抗凝血作用，能有效抗血栓，预防血脂升高。

特别叮咛

◎食用海带后不宜马上喝茶或吃酸涩的水果，因海带中含大量的铁及钙，容易与茶及水果中的单宁酸产生作用，影响吸收。

◎虽然海带是低热量食物，但是如果加了很多油或糖来调味，热量也会增高，因此，最好是食用清淡海带，酌情使用调味品。

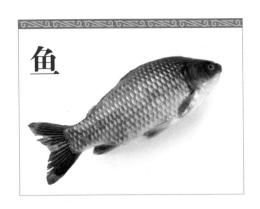

鱼

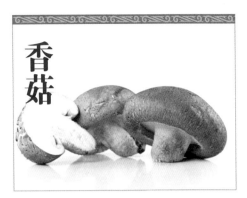

香菇

食用有理

　　鱼中含有丰富的花生四烯酸、二十碳五烯酸（EPA）及二十碳六烯酸（DHA），它们是不饱和脂肪酸中的一种，能够抑制肝脏产生过多的胆固醇，还可降低低密度脂蛋白胆固醇，增加高密度脂蛋白胆固醇，有益于血流畅通。另外，它们还有减少血液中的中性脂肪及防止血小板凝固的作用。

　　鱼中还含有丰富的B族维生素和维生素E。B族维生素可促进新陈代谢及抑制胆固醇上升；维生素B_2及维生素E的抗氧化作用很强，可以抑制过氧化脂质的增加和防止胆固醇的氧化，从而能有效预防动脉粥样硬化和血脂升高，对高脂血症患者很有益处。

特别叮咛

　　鱼中的EPA和DHA多在鱼的眼睛后方部分、内脏周围、脾和肉间，利用蒸和煮的方式不仅不会破坏营养物质，还可使营养素释放出来。

食用有理

　　香菇含有多种维生素和矿物质，对促进人体新陈代谢、降低胆固醇、提高机体适应力有很大的作用。香菇对预防高脂血症、糖尿病、高血压等有很好的作用，可用于降低血脂，缓解消化不良、便秘，还有利于减肥。香菇所含的膳食纤维和香菇嘌呤等物质，不但有降血脂、降胆固醇的作用，还能促进肠胃蠕动，减少肠道对胆固醇的吸收。对高脂血症伴发动脉粥样硬化和心脑血管疾病的患者都有很好的保健作用。

特别叮咛

◎**不要丢掉泡香菇的水**：在泡发香菇时，很多营养物质都溶在水中，所以泡发香菇的水不要丢弃，可以用它来做汤。

◎**先冷藏5小时后再烹饪**：将发好的香菇放在冰箱里冷藏，这样不会损失营养，并且香菇所含的对人体有益的核苷酸置于冰箱5小时后含量最多。

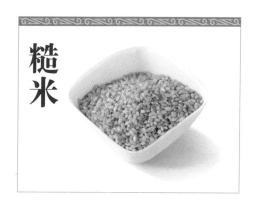

糙米

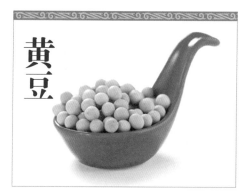

黄豆

食用有理

◎糙米富含水溶性及非水溶性纤维。水溶性纤维可与胆酸结合，加速胆酸排泄，降低胆固醇浓度；非水溶性纤维则可加强肠道蠕动，减少胆固醇及脂肪的吸收。

◎糙米中含有人体必需的亚香油酸和次亚香油酸，属不饱和脂肪酸。其可降低血液中胆固醇、甘油三酯和低密度脂蛋白的含量，并可清除附着在血管上的胆固醇，有清洁血液、减少血栓的作用。

特别叮咛

◎容易消化不良、胀气的人不宜多吃糙米。

◎肾病患者或正在做肾透析者不宜吃。

◎糖尿病并发肾病者忌食。

◎糙米的表层含有植酸，不利于人体吸收钙、镁、蛋白质等营养成分，所以浸泡这个过程万万不可省，因为水可以分解植酸。通过浸泡，才能真正吃到糙米的营养。

食用有理

◎黄豆制品中含有大量的黄豆蛋白，可促进低密度脂蛋白分解酶的活性，加速低密度脂蛋白的分解，继而降低血液中胆固醇的含量。

◎黄豆中的异黄酮可促进胆酸分泌，并能舒张血管。其强大的抗氧化力可防止胆固醇、血小板黏附在血管上而造成动脉粥样硬化。

◎黄豆中的卵磷脂是一种天然的"化脂剂"，可将体内的脂肪和胆固醇乳化成极小的微粒，加速全身脂质的运转、代谢，即使成形的硬化斑块也能被化解。

特别叮咛

◎生黄豆含有胰蛋白酶抑制剂，会抑制蛋白质的消化，最好加热后再食用。黄豆榨成豆浆后也要煮熟，否则其中的皂素、胰蛋白酶抑制剂易引发肠胃不适，会产生恶心、呕吐、腹泻等中毒症状。

◎黄豆不宜与牛奶或酸奶一同食用。

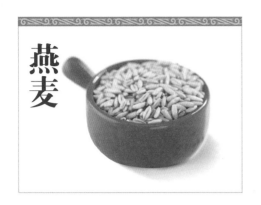

燕麦

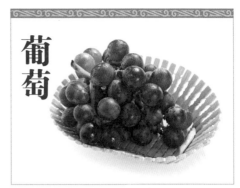

葡萄

食用有理

食用燕麦是有效改善血脂的一种饮食方式，可减少冠状动脉粥样硬化及心脏病的危险。因为燕麦的水溶性纤维可以减少肠道对胆固醇的吸收，改变血液中脂肪酸的浓度，降低坏的胆固醇和甘油三酯含量。

燕麦还能够预防和改善由高血脂引发的心脑血管疾病。服用裸燕麦片3个月，可明显降低心血管和肝脏中的胆固醇、甘油三酯、β-脂蛋白，总有效率达87.2%。对于因肝肾病变、糖尿病、脂肪肝等引起的继发性高脂血症也有同样明显的疗效。

特别叮咛

◎建议每天最多吃一杯半的燕麦，过多则不宜，否则容易引起胃痉挛。
◎尽量避免食用含糖的制品，如果燕麦制品中的含糖量过高，有可能会引起肥胖和高脂血症。

食用有理

葡萄中富含的果酸有助于人体消化，适当多吃些葡萄，能健脾和胃，促进肠道蠕动和新陈代谢，有利于排出体内胆固醇，分解脂肪，达到降低血脂的效果。

葡萄含糖类、蛋白质、钙、磷、铁及多种维生素，能够有效地降低人体中的血脂含量，对血管有很好的软化作用，防止血栓形成，而且能够有效地降低人体的胆固醇。可见，葡萄对高脂血症、高血压、贫血和心脑血管患者都有很好的作用。

特别叮咛

◎葡萄含有很高的糖分，尤其是高血糖和肥胖人士不宜多吃，而且葡萄吃多了会让人腹泻。
◎葡萄忌与海鲜、鱼、萝卜、四环素同食。
◎服用人参者忌食，吃后不能立刻喝水，否则易引发腹泻。

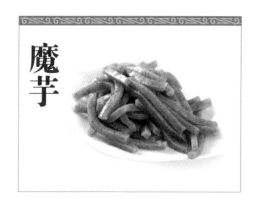

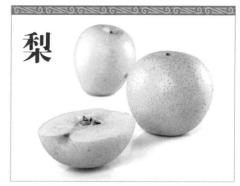

魔芋

食用有理

魔芋是一种高纤维、低脂肪、低热量的天然保健食品。魔芋中含有的葡苷聚糖，能被人体的唾液及胰淀粉酶水解而消化吸收，所以食用魔芋食品既可以让肠胃产生饱腹感，又不会产生过多的热量，特别有助于消脂减肥。

魔芋中所含的凝胶是一种特异的膳食纤维，它进入人体肠道后，可形成不同大小口径的半透膜附着于肠壁，能阻止胆固醇等脂质从壁肠吸收进入血液，降低血液内的胆固醇和脂肪，所以对降低血脂有很好的作用，能有效地改善高脂血症和肥胖症。

特别叮咛

魔芋买回来后，加入适量苹果醋，几分钟就可以去除部分碱味，再烹饪时味道比较好，而且也不会破坏它的营养成分，还能够达到很好的减脂效果。

梨

食用有理

梨中的维生素C是心血管的保护神、心脏病患者的健康元素，能够有效地软化血管，防止血栓形成。梨中还含有苹果酸、柠檬酸、葡萄酸、果糖、多种维生素和无机盐类，能够有效地促进肠道蠕动及新陈代谢，降低胆固醇，分解脂肪，对高脂血症、高血压和肥胖患者都有益。

特别叮咛

◎梨虽然能降低血脂，但性寒，所以必须隔水蒸，或者熬汤，与药材清炖也可。

◎梨含果酸多，不宜与碱性药同用，如氨茶碱、碳酸氢钠等。

◎梨不应与螃蟹同吃，以免引起腹泻。

◎体质虚寒、寒咳者不宜生吃，同时患有胃寒、腹泻者忌食生梨。

◎女性产后、小儿出痘时也不宜食用生梨。

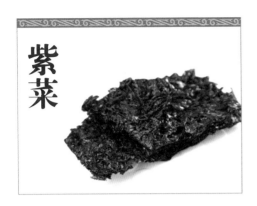

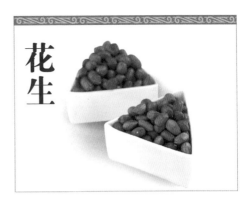

紫菜

食用有理

紫菜所含的营养成分十分丰富，但是其脂肪含量却不高，且主要含不饱和脂肪酸，其中二十碳五烯酸是人体常见的几种 ω –3脂肪酸之一，能促进新陈代谢，防止胆固醇和脂肪在动脉壁上积聚，有效对抗高脂血症，并有降低胆固醇和抑制血栓形成的作用。

每100克紫菜所含的胡萝卜素高达1370毫克，对血管起着很好的软化保护作用。常食紫菜还有补锌作用，对动脉粥样硬化、冠心病、肥胖等疾病的预防也很有效。

特别叮咛

◎紫菜的吃法有很多种，如凉拌、炒食、制馅、炸丸子、脆爆等，还可作为配菜或主菜与鸡蛋、肉类、冬菇、豌豆尖和胡萝卜等搭配做菜。

◎在食用前最好用清水泡发，注意要换1~2次水，以清除污染物和毒素。

花生

食用有理

花生的营养价值极高，它含有大量的蛋白质和脂肪，特别是不饱和脂肪酸的含量很高，每100克花生含脂肪酸44.3%，其中的80%为不饱和脂肪酸，并含有蛋白质、糖类以及丰富的膳食纤维。花生所含的不饱和脂肪酸对于降低血管壁上的胆固醇和抗血栓都有很好的效果，具有降低血脂的作用。

食用花生油可使肝内胆固醇分解为胆汁酸，促使其排泄增强。花生油不仅能降低胆固醇，还能预防动脉粥样硬化和冠心病的发生。

特别叮咛

◎花生煮熟后基本能把黄曲霉毒素滤掉，这样吃较为安全，也易于消化，营养素的损失最小，炒的话无法破坏黄曲霉毒素，所以说煮食最好。

◎花生会引起过敏，表现为血压降低、面部和喉咙肿胀等。过敏体质的人最好不要食用花生。

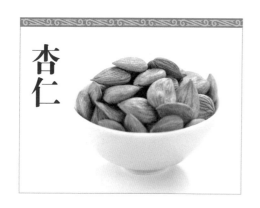

杏仁

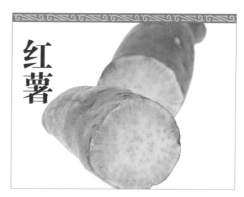

红薯

食用有理

坚果类食物如花生、杏仁、核桃等，皆富含不饱和脂肪酸与人体必需的氨基酸，有益于心血管健康，能降低动脉粥样硬化、心脏病发生的风险。杏仁富含有益于身体健康的不饱和脂肪酸，能够降低坏胆固醇的含量，以减少血管病变的概率，保持血管健康，对高脂血症患者来说相当重要。杏仁中的维生素E和精氨酸可防止血小板凝聚，降低血栓形成、血管阻塞的危险。此外，镁、钾、钙等营养素有稳定血压的作用，因此杏仁对高脂血症合并高血压患者很有好处。

选购技巧

建议购买时用指甲按压杏仁，以坚硬者为佳，若指甲能按入杏仁里，则代表已受潮，应避免选用。

特别叮咛

◎多种类型的咳喘病患者宜食。

◎阴虚劳嗽、大便稀薄者需慎用。

食用有理

◎红薯虽然属于淀粉类食物，但它具有高纤维、低热量的特性。和白米饭相比，红薯的纤维量高出10倍之多。红薯中的膳食纤维可以帮助排泄血液中多余的胆固醇，以维持血管的弹性，稳定血压。和山药一样，红薯也含多量黏蛋白，能够有效维持血管的健康状态，预防动脉粥样硬化。由于红薯中所含的维生素C为淀粉所包裹，加热后较其他蔬菜能留住更多的维生素C，所以抗氧化、保护血管的功效更好。此外，红薯含钾，这也是另一稳定血压的重要营养成分。

选购技巧

挑选红薯时要选择形体完整、外皮平滑、没有凹凸者。

特别叮咛

◎吃红薯最好带皮直接加热，这样能够获得更多的维生素C。

◎胃溃疡、易胀气者不宜多食。

◎便溏、腹泻者不宜多食。

❀ 牛奶山药燕麦粥

[材料] 鲜牛奶500克，燕麦片100克，山药50克。

[调料] 白糖30克。

[做法]

1.鲜牛奶倒入锅中。

2.山药洗净，去皮，切块。

3.再将山药块与燕麦片一同入锅，小火煮，边煮边搅拌。

4.煮至燕麦片、山药块熟烂的时候，加白糖拌匀即可。

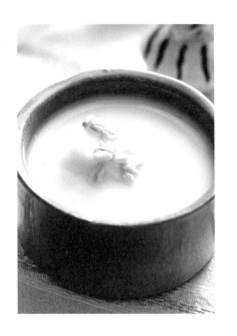

❀ 鲜果燕麦粥

[材料] 米饭60克，燕麦50克，苹果、香蕉、猕猴桃各适量，葡萄干少许。

[调料] 牛奶适量。

[做法]

1.将燕麦、米饭放入锅中，加入适量清水煮成粥，水沸后再煮3分钟左右即可。

2.苹果洗净，连皮切丁；香蕉和猕猴桃去皮，切成小丁；葡萄干用水冲洗几次。

3.将煮好的燕麦粥盛在碗内。

4.将三种水果丁混合放入燕麦粥表面，撒入葡萄干，淋入牛奶即可。

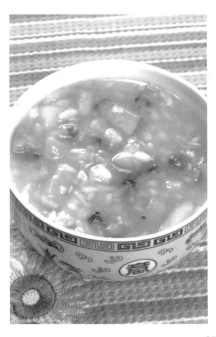

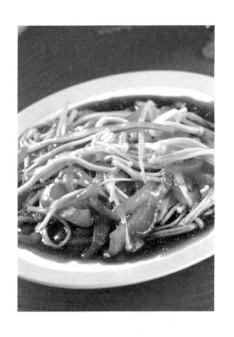

❀ 凉拌魔芋丝

[材料] 魔芋150克，小黄瓜1根，金针菇50克。

[调料] 酱油、香油、白醋各1大匙。

[做法]

1.将魔芋切细丝，金针菇洗净，分别放入沸水中汆烫，捞起，沥干备用。

2.小黄瓜洗净，切丝，放在碗中，加白醋拌一下，捞出，以冷开水冲净，沥干备用。

3.所有材料全部放入碗中，加酱油、白醋和香油调匀即可。

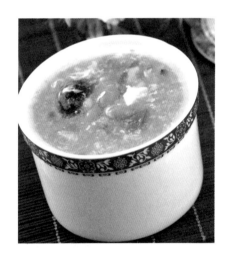

❀ 西红柿玉米羹

[材料] 罐头玉米150克，西红柿200克，蘑菇100克，青豆50克，鸡蛋1个（取蛋清），葱末少许。

[调料] 料酒1大匙，水淀粉2大匙，盐少许。

[做法]

1.西红柿洗净，切丁；蘑菇洗净，切片。

2.油锅烧热，放入葱末，淋入料酒爆香，随即放6杯水，再将罐头玉米倒入搅匀；待煮沸后放盐调味，并放蘑菇片及西红柿丁、青豆再煮沸一次，改小火，然后慢慢淋入水淀粉，并不停地用勺子搅至黏度适当。

3.再将蛋清慢慢淋入汤中，关火后轻轻搅一下，盛入大碗内即可。

营养师有话说

玉米中含有较多的膳食纤维，有降低血脂的作用，西红柿、蘑菇、青豆同样具有降低胆固醇、预防高血脂的功效，非常适合高脂血症、高血压、冠心病患者服食。

清蒸三素

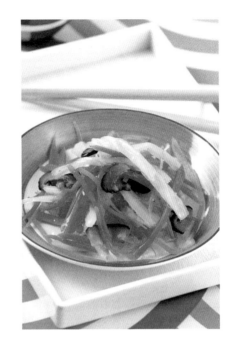

材料 鲜香菇150克，胡萝卜、大白菜各100克。

调料 盐1小匙，味精少许。

做法

1.将胡萝卜去皮，洗净，切丝煮熟；香菇去蒂，洗净后留1朵，其余切丝；大白菜洗净，切丝，用开水汆烫至软。

2.碗内抹少许油，碗底中间先放1朵香菇，再依序排入胡萝卜丝、大白菜丝、香菇丝，均匀撒上盐，放入蒸锅中，蒸10分钟，加味精，将蒸碗扣入盘中即可。

芹菜紫菜粥

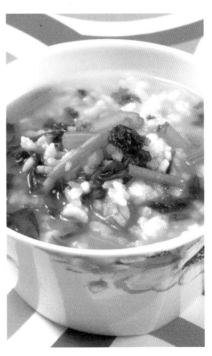

材料 大米100克，紫菜50克，芹菜、姜丝各适量。

调料 A.料酒2小匙；B.鸡精1小匙，盐半小匙，酱油、香油、胡椒粉各少许；C.高汤适量。

做法

1.将紫菜放入水中浸泡至软，捞出，沥干水分后再加入调料A汆烫后捞出；芹菜择洗干净，切段，备用。

2.大米洗净，入水中浸泡约30分钟，捞出，入锅加调料C熬煮；粥内放紫菜、调料B煮开，再加入芹菜段、姜丝稍煮即成。

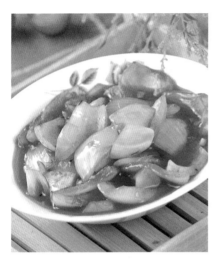

❀ 酸甜洋葱

材料 洋葱 300克，蒜适量。

调料 盐少许，番茄酱20克。

做法

1.将洋葱剥去外皮，洗净，切成片；蒜切末，备用。

2.油锅烧热，放入蒜末煸炒出香味，放入洋葱片炒至发软，再放入番茄酱翻炒，加盐翻炒均匀即可。

营养师有话说

切洋葱时很容易刺激眼睛，但只要在切洋葱之前把洋葱放在冷水里浸一会儿，刀也浸湿，再切就不会流眼泪了；或者先把洋葱放在冰箱里冷冻一会儿，然后再切，也会减轻其刺激性。

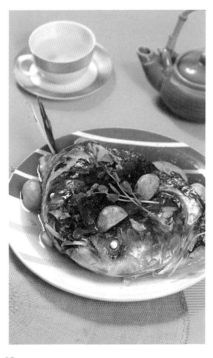

❀ 姜汁鱼头

材料 鲢鱼头350克，鲜蘑菇100克，葱白1段，姜5片。

调料 高汤少许，酱油1小匙，盐、胡椒粉各适量。

做法

1.将鲢鱼头洗净，剖成两半，投入沸水中氽烫一下，捞出，沥干；鲜蘑菇洗净，切成两半；将姜洗净，拍破，切成片，加入少许清水浸泡出姜汁；葱白洗净，切段。

2.鲢鱼头放盘中，加鲜蘑菇、酱油、葱白段、姜片、胡椒粉、盐和高汤，大火蒸20分钟，拣出葱段、姜片，淋姜汁，稍点缀即可。

金针西红柿汤

材料 西红柿200克，鲜金针菇、水发黑木耳各50克。

调料 盐、味精各半小匙，香油少许，高汤适量。

做法

1.西红柿去蒂、洗净，入沸水中氽烫，捞出冲凉，去皮、切片；鲜金针菇、水发黑木耳分别择洗干净，捞出沥干水分，备用。

2.锅置火上，添入高汤，先放入金针菇、水发黑木耳、西红柿片、盐、味精煮至入味，再淋入香油调匀即可。

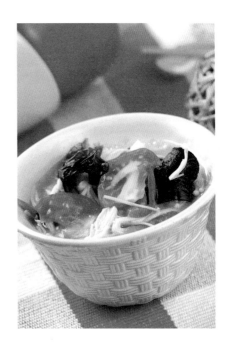

八味杂粮粥

材料 糙米80克，燕麦、荞麦、红糯米、高粱米、薏米、稞麦各20克，花生、红小豆各适量。

调料 白糖适量。

做法

1.将上述材料备好，洗净后，用8～10倍的水浸泡一夜。

2.将除花生外的材料先煮15分钟后，加入花生，移入电饭锅续煮半小时，开关跳起后再闷1小时，至汤汁呈黏稠状，加入白糖调味即可食用。

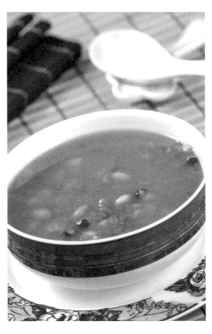

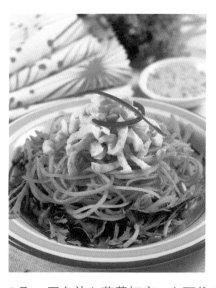

什锦鱼丝

材料 活鲤鱼750克，茼蒿150克，鲜梨1个，红辣椒丝、葱丝、蒜末、松子仁、熟芝麻、姜末各少许。

调料 A.酱油、蒜蓉辣酱、白糖、盐、香油各适量；B.醋、芥末、酱油各适量。

做法

1.将活鲤鱼取净肉，切成丝煮熟；鲜梨去皮，切成丝；茼蒿洗净切段；调料B和姜末拌匀成味汁，备用。

2.取一圆盘放入茼蒿打底，上面依次放入鲤鱼丝、鲜梨丝、红辣椒丝、葱丝、蒜末、松子仁和味汁；用调料A和熟芝麻调成味酱，与菜一同上桌即可。

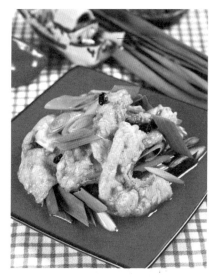

蒜苗炒鱼片

材料 净鲤鱼1条，蒜苗100克，鸡蛋1个。

调料 A.盐、料酒、葱姜汁各适量；B.豆豉、郫县豆瓣、甜面酱各适量；C.盐、味精、酱油、白糖、干淀粉各适量。

做法

1.将净鲤鱼切片，用调料A腌渍入味，用鸡蛋和干淀粉搅拌成糊，将鲤鱼片挂匀；将豆豉、郫县豆瓣剁碎；将蒜苗洗净切段。

2.热油锅中放鲤鱼片炸至金黄，捞出沥油；锅内留余油，放入调料B煸香，放入鲤鱼片和蒜苗段，加调料C翻炒至鲤鱼片入味即可。

魔芋烧鲤鱼

[材料] 鲤鱼500克，魔芋400克，泡青菜、芹菜各60克，鸡蛋2个（打成液），胡萝卜段、姜末、蒜末各适量。

[调料] 清汤、郫县豆瓣、干辣椒段、花椒、盐、酱油、料酒、姜葱汁、味精、胡椒粉、水淀粉、红薯粉各适量。

[做法]

1.鲤鱼处理干净切块，用盐、料酒、姜葱汁腌渍入味，加鸡蛋液、红薯粉拌匀；魔芋切条，放入沸水中煮一下，冲凉备用；芹菜择洗干净，切段；泡青菜、郫县豆瓣剁碎。

2.油锅烧热，放入鲤鱼块炸至皮略硬后捞出；下入干辣椒段、花椒爆香，放泡青菜碎、胡萝卜段、郫县豆瓣碎、姜蒜末，倒入清汤、料酒，下入鲤鱼块和魔芋条烧沸，加入盐、酱油、味精、胡椒粉烧熟，用水淀粉勾芡，下芹菜段炒匀即可。

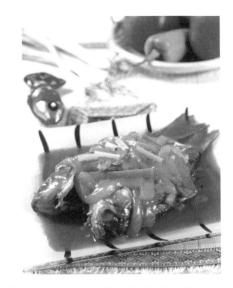

西蓝花魔芋煮鲑鱼

[材料] 西蓝花适量，鲑鱼半条，魔芋1块，芹菜1根，胡萝卜半根，姜4片。

[调料] 盐、胡椒粉、柠檬汁各适量。

[做法]

1.全部材料切成适当大小；水煮开，放入西蓝花块、胡萝卜块、魔芋块、芹菜段和姜片。

2.煮开后，再放鲑鱼块，煮熟后加盐、胡椒粉调味，最后淋上柠檬汁即成。

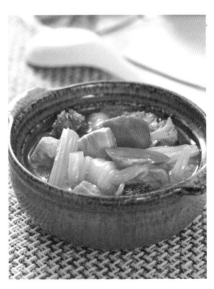

黄豆醋方

组成 黄豆500克，醋1000克。

做法及用法 先将黄豆炒20～25分钟，不能炒焦，冷却后及时装入玻璃瓶内，浸于等量的醋中，然后密封，10天后即可食用。每天早、晚各食5～6粒，经常食用效果更好。

主治功效 降血压，降血脂。适用于高血压、高脂血症、肥胖等。

陈皮山楂茶

组成 红茶3克，炒陈皮9克，生山楂、炒山楂各7克。

做法及用法 将红茶、炒陈皮、生山楂、炒山楂一同放入暖瓶中，冲入约1升的沸水，盖紧瓶盖，充分闷泡10～15分钟，即可饮用。温服，不拘时饮用，每天1剂。

主治功效 健胃和中，理气化痰，消食降脂。适用于高脂血症、动脉粥样硬化。

米醋绿茶

组成 绿茶3克，米醋20克。

做法及用法 将绿茶放入杯中，冲入250～300毫升沸水，加盖闷泡10～15分钟，调入米醋，即可饮用。温服，每天2杯。

主治功效 安神解郁，清热降脂。适用于火郁型高脂血症、冠心病、高血压。

普洱菊花茶

组成 普洱茶3克，菊花5克，罗汉果6克。

做法及用法 将普洱茶、菊花、罗汉果一同研为粗末，装入纱布袋中，扎紧袋口；饮用时，将纱布袋放入杯中，冲入300～500毫升沸水，加盖闷泡15～20分钟，即可饮用。温服，不拘时饮用，每天1剂。

主治功效 清热解毒，生津止渴，减肥降脂。适用于高脂血症、单纯性肥胖症以及因肝阳上亢所导致的头晕、头痛。

山楂柿叶茶

组成 山楂10克，柿叶8克，茉莉花茶3克。

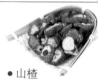

●山楂

做法及用法 将山楂、柿叶、茉莉花茶一同放入杯中，冲入300～500毫升沸水，加盖闷泡15分钟左右，即可饮用。温服，每天不拘时饮用。

主治功效 活血化瘀，清热降脂。适用于高脂血症、冠心病、动脉粥样硬化。

健身降脂茶

组成 何首乌、泽泻、丹参、绿茶各10克。

做法及用法 以上4味加水煎汤，去渣取汁。每天1剂，代茶饮。

主治功效 活血利湿，降脂减肥。适用于肥胖症和高脂血症。

普洱茶

组成 普洱茶6克。

做法及用法 将普洱茶放入杯中，冲入200～300毫升沸水，浸泡10分钟后饮用，或用清水煎煮3～5分钟饮用。温服，每天2～3次。

主治功效 健脾消食，祛痰止咳。适用于伴有咳嗽、气喘、痰多等症状的高脂血症、单纯性肥胖症。

荷叶绿茶

组成 绿茶3克，荷叶10克。

做法及用法 将绿茶、荷叶一同放入暖瓶中，冲入500～600毫升沸水，盖紧瓶盖，充分闷泡10～15分钟，即可饮用。温服，每天不拘时饮用。

主治功效 清热祛火，减肥降脂。适用于高脂血症、动脉粥样硬化、肥胖症。

决明甜菊茶

组成 绿茶3克，决明子9克，甜叶菊10克。

做法及用法 将绿茶、决明子、甜叶菊一同置入暖瓶中，冲入500～600毫升沸水，加盖闷泡10～15分钟，即可饮用。温服，每天不拘时饮用。

主治功效 润肠、通便、降脂。适用于高脂血症、动脉粥样硬化。

五神茶

组成 花茶3克，荆芥穗、紫苏叶、生姜、红糖各5克。

做法及用法 将花茶、荆芥穗、紫苏叶和生姜一同放入砂锅中，加入适量清水，以小火煎煮15～20分钟，调入红糖，搅拌均匀，即可饮用。温服，不拘时饮用，每天1剂。

主治功效 清热解毒，止痛降脂。适用于高脂血症、风寒感冒。

丹参绿茶

组成 丹参6克，绿茶3克。

做法及用法 将丹参洗净，烘干，捣为粗末，装入纱布袋中，扎紧袋口；将纱布袋和绿茶一同置入保温瓶中，冲入500～600毫升沸水，盖好瓶盖，充分闷泡10～20分钟，即可饮用。温服，每天不拘时饮用。

● 丹参

主治功效 活血化瘀，清热化痰，养心降脂。适用于高脂血症、心绞痛、心肌梗死。

茉莉青茶

组成 青茶5克，茉莉花、石菖蒲各3克。

做法及用法 将青茶、茉莉花、石菖蒲一同研为粗末，装入纱布袋中，扎紧袋口；将纱布袋置于保温瓶中，冲入500～600毫升沸水，加盖闷泡15～20分钟，即可饮用。温服，不拘时饮用，每天1剂。

主治功效 理气燥湿，安神降脂。适用于高脂血症、失眠多梦、心悸健忘、神经症。

● 茉莉花

腥草绿茶

组成 绿茶5克，鲜鱼腥草、山海螺、金银花各10克。

做法及用法 将鱼腥草、山海螺、金银花一同放入砂锅中，加入适量清水，以小火煎煮15～20分钟，随即放入绿茶，稍煮片刻即可饮用。温服，不拘时饮用。

主治功效 清热解毒，化痰消痈。适用于高脂血症、肺脓肿、肺炎、咳嗽。

川芎花茶

组成 花茶、川芎各3克。

做法及用法 将川芎研为细末，与花茶装入纱布袋中，扎紧袋口；将纱布袋放入杯中，倒入300毫升沸水进行冲泡，加盖闷泡10～15分钟，即可饮用。温服，每天1剂，不拘时饮用。

主治功效 活血理气，止痛降脂。适用于高脂血症、头痛。

益母草山楂茶

组成 益母草、山楂各10克。

做法及用法 将益母草、山楂一同捣为粗末，装入纱布袋中，扎紧袋口；

随后，将纱布袋放入保温瓶中，冲入适量沸水，加盖闷泡15～20分钟后，过滤药渣，即可饮用。温饮，每天1剂，不拘时代茶饮。

主治功效 活血化瘀，理气止痛，消食降脂。适用于气滞血瘀型高脂血症、心绞痛、冠心病、动脉粥样硬化与高血压。

橘红绿茶

组成 绿茶、橘红各3克。

做法及用法 将绿茶、橘红一同放入杯中，冲入200～300毫升沸水，隔火蒸20分钟，即可饮用。温服，每天1剂，不拘时频繁饮用。

主治功效 理气化痰，清热润肺。适用于高脂血症、咳嗽、痰多。

合欢红枣绿茶

组成 绿茶3克，合欢花、红枣各10克。

做法及用法 将绿茶、合欢花、红枣一同放入锅中，加入适量清水，以小火煎煮15分钟左右，过滤茶汤即可饮用。每天1剂，分早、晚2次饮完。红枣亦可嚼咽。

主治功效 静心安神、除烦，疏肝解郁、减肥降脂。适用于高脂血症、动脉粥样硬化、忧郁症。

首乌泽泻茶

组成 何首乌9克，泽泻、丹参各10克，绿茶5克。

●泽泻

做法及用法 将何首乌、泽泻、丹参一同捣为碎末，装入纱布袋中，扎紧袋口；随后，将纱布袋与绿茶一同放入保温瓶中，冲入适量沸水，加盖闷20～30分钟后，即可饮用。温饮，每天1剂，不拘时，代茶饮。

主治功效 活血化瘀，调节血脂。适用于高脂血症、动脉粥样硬化，尤其是老年高脂血症。

川荷三花茶

组成 川芎、荷叶各6克，茉莉花、玫瑰花、代代花各2克。

做法及用法 将上述诸药一同捣为粗末，装入纱布袋中，扎紧袋口；随后，将纱布袋放入保温瓶中，冲入适量沸水，加盖闷泡10～15分钟后，过滤药渣，即可饮用。温饮，不拘时，代茶饮，每天1剂。

主治功效 疏肝解郁，活血理气，降脂减肥。适用于高脂血症、单纯性肥胖症。

三七灵芝酒

组成 灵芝30克，三七、丹参各10克，米酒1000毫升。

做法及用法 将三七、灵芝、丹参分别洗净、切片，置入干净的酒瓶中，冲入米酒，加盖密封，酒瓶置于阴凉处；浸泡过程中，需要每天摇荡1次，浸泡2～3周，即可饮用。每次30毫升，每天2次。

主治功效 补气安神，降脂强心。适用于高脂血症、冠心病、神经衰弱。

麦冬山楂酒

组成 麦冬30克，山楂50克，米酒1000毫升。

做法及用法 将麦冬、山楂一同置入干净的酒瓶中，冲入米酒，加盖密封，酒瓶置于阴凉处；浸泡过程中，需要每天摇荡1～2次，浸泡1周，即可饮用。每次10～20毫升，每天1次；于饭后饮服。

主治功效 活血化瘀，清热降脂。适用于高脂血症、动脉粥样硬化。

刺梨核桃酒

组成 刺梨根50克，鲜核桃仁100克，米酒1000毫升。

做法及用法 将刺梨根、鲜核桃仁一同捣碎，装入纱布袋中，扎紧袋口，置入干净的酒瓶中，冲入米酒，加盖密封，将酒瓶置于阴凉处；浸泡过程中，需要每天摇荡1～2次，浸泡3周后，过滤药渣，澄清酒液，即可饮用。每次15～20毫升，每天2次；佐餐饮用。

主治功效 健脾养胃，补益中气，健脑降脂。适用于高脂血症、冠心病。

五味子酒

组成 五味子50克，米酒1000毫升。

做法及用法 五味子洗净，置入干净的酒瓶中，冲入米酒，密封瓶口，浸泡2周后，即可饮用；浸泡过程中，注意每天振摇酒瓶1次。每次10毫升，每天2次。

主治功效 补心安神，滋阴补肾。适用于高脂血症、冠心病。

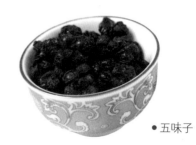

● 五味子

降血糖的饮食疗法

糖尿病人群这样吃最健康

糖尿病患者的饮食总原则是："在规定的热量范围内，达到营养平衡的饮食。"具体说来，就是要控制总热量、合理配餐、科学安排餐次、多食高纤维食物、口味清淡、水果适时适量、少饮酒、不吸烟等。

控制每天摄入总热量

食物中的碳水化合物、脂肪、蛋白质在体内代谢后产生的热量是人体热量的主要来源。糖尿病患者总热量的摄入以能维持标准体重为宜。在合理控制热量的基础上，适当提高碳水化合物的摄入量，对提高胰岛素敏感性和改善葡萄糖耐量均有一定作用。这种总热量不只包括主食，而且包括副食、烹调油和零食，因为这些食品也会在体内转化为血糖和血脂。每天的主食量一般不宜超过400克，但也不是越少越好，一般来说200~400克比较适宜。

合理搭配每餐食物

就是要保证各种营养成分比例适宜。按照世界卫生组织的规定，主食应占总热量的55%，蛋白质占总热量的15%~20%，其他占25%~30%。要保证优质蛋白的供应，也就是每天要有一定量的牛奶、鸡蛋和瘦肉摄入。当然为避免热量过多，肉食也要有所限制，一般各种肉食总量每天不超过150克。每天油脂的摄入量不宜过多，特别是动物脂肪，应以植物油等不饱和脂肪酸为主。油脂提供的热量不应超过总热量的30%，动物油提供的热量不应超过总热量的10%。糖尿病患者应少吃油炸食品，以免热量过高。如果患者吃完这些食品后还是有饥饿感，那么可尽量摄取绿色蔬菜。

定时定餐

糖尿病患者的餐次安排要科学，可以每天多吃几餐，每餐少吃一些，避免加重胰腺的负担。基本上要做到一天不少于三餐，一餐主食不多于100克，避免一餐吃得太多。有的患者这样控制饮食：早上不吃早餐，结果中午饿得要命，不但吃了午餐，还把早餐也吃回来了，主食一点儿也没少吃。由于午餐吃得太多，午餐后2小时血糖甚高。这种做法既没有少量，又不是多餐，血糖肯定控制不好。

清淡饮食

清淡饮食，"清"就是少油，"淡"就是不甜不咸，也就是避免肥甘厚味。不吃含糖食品。在血糖控制较好的时候，糖尿病患者可以吃水果，但以不太甜的水果为宜，而且最好不要正餐前后吃，以免增加一次进食量而升高血糖。作为加餐可在午睡后或晚睡前吃一点水果。如能吃完水果再查尿糖，那就更放心了。为防止血压升高，糖尿病患者不宜口味太重，故应少盐饮食。

食谱多样化

调整摄入食物的种类、数量。食品交换份法为糖尿病患者自我选择丰富多样的食谱提供了可能。食物血糖生成指数又为糖尿病患者提供了自我选择低血糖生成指数食品的机会。只要掌握好规定的热量，糖尿病患者可以吃与健康人相同的食品，不一定要过分限制碳水化合物。

正确对待肉食

肉类是人体蛋白质的主要来源之一，含有大量的优质蛋白。与植物提供的蛋白质相比，动物蛋白更接近于人体蛋白质，更容易被人体消化、吸收和利用。而且肉食中含人体必需的氨基酸，维生素和矿物质也比较丰富。另外，肉食含热量较高，有利于

主食的控制。很多人都有这种体会，吃了肉食，肚子里有了"油水"，就不那么容易饿了；而只吃素食，肚子里比较"寡淡"，容易饿。因此，适当吃肉对糖尿病患者来说是有利的。

当然，从另一个角度来看，肉食含热量及脂肪较多，过量食用对控制血糖、血脂和体重不利。因此，糖尿病患者吃肉要适量，一天摄入100～150克就可以了。以肉丝炒菜为主，少吃炖肉、蒸肉和涮肉。至于吃哪种肉比较合适，应该说糖尿病患者各种肉都能吃，但是从蛋白质结构与人类接近与否以及是否富含不饱和脂肪酸的角度来看，鱼肉好于鸡、鸭、鹅肉，禽肉又好于猪、牛、羊肉。

多食高纤维食物

糖尿病患者应多吃些粗粮、豆子、绿色蔬菜等，这些食品含膳食纤维较多，有利于降低血糖，减轻体重，还能保持大便通畅。

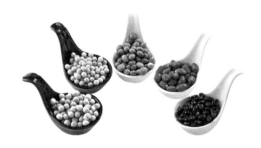

●豆类食物富含膳食纤维，有利于降低血糖。

78

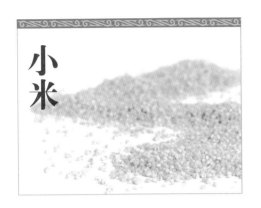

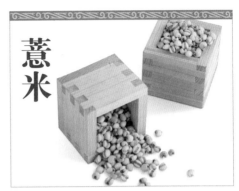

食用有理

小米含有丰富的淀粉，食后使人产生饱腹感，同时可以促进胰岛素的分泌。适量食用小米可以缓解糖尿病患者因紧张等原因所引起的抑郁、压抑等不良情绪。小米不但碳水化合物含量比大米高，而且其膳食纤维的含量也比大米高，相对来说不易迅速升高血糖，非常适合糖尿病人用于替代部分主食食用。

特别叮咛

◎小米宜与黄豆或肉类食物混合食用，这是由于小米的氨基酸中缺乏赖氨酸，而黄豆的氨基酸中富含赖氨酸，可以补充小米的不足。

◎小米粥不宜太稀薄；淘米时不要用手搓，忌长时间浸泡或用热水淘米。

◎还可以用小米粉配上面粉，做成各式各样的糕点和面食，常食有助于降低血糖和血脂。

食用有理

由于薏米的特殊营养成分可抑制呼吸中枢，使末梢血管特别是肺血管扩张，故对心血管病患者有良好的辅助治疗作用。

薏米有很好的降血糖功效，因为薏米含有丰富的水溶性纤维，可吸附胆盐（负责消化脂肪），使肠道对脂肪的吸收率变差，进而降低脂肪、血糖。多食用薏米可起到扩张血管和降低血糖的作用，尤其对高血压、高血糖患者有特殊功效。

特别叮咛

◎薏米较难煮熟，在煮之前需以温水浸泡2~3小时，让它充分吸收水分，在吸收了水分后再与其他米类一起煮就很容易熟了。

◎薏米适合与其他杂粮一起食用，这样可使各种营养物质平衡，更有利于降糖、降脂功效的发挥。

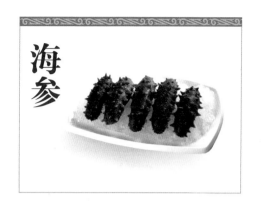

海参

食用有理

海参性温，味咸，具有补肾益精、养血润燥等功效。另外，海参中还含有丰富的镁。糖尿病是缺镁引起的最常见的疾病，因为镁缺乏可能是构成胰岛素分泌受损、胰岛素抵抗以及与之相关的高血压病的诱因。

选购技巧

在市场上挑选海参时，要看海参的肉质和含盐量。海参的外表以参刺排列均匀为好；以肉质肥厚、含盐量低者为上品。另外，务必用手按捏，挑选最硬的。

特别叮咛

◎虚劳羸弱、气血不足、营养不良者，病后、产后体虚者，高血压、高脂血症、冠心病、动脉粥样硬化、肝炎、胃炎、糖尿病患者均适宜食用。
◎脾虚、痰多者应禁食海参。
◎关节炎患者忌多吃海参等海产品。

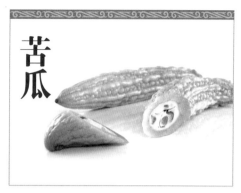

苦瓜

食用有理

现代药理研究证明，苦瓜具有降血糖的作用。实验表明，为正常组和四氧嘧啶所致糖尿病的家兔分别灌服苦瓜浆汁后，其血糖含量均明显降低。皮下注射垂体浸膏而引起高血糖的大鼠，灌服苦瓜浆汁的水提取物，亦有降血糖的作用。给家兔口服苦瓜苷可降低血糖，作用方式与甲苯磺丁脲相似，但较其作用更强。

选购技巧

选择苦瓜时，以瓜体硬实、具重量感、表皮亮丽且表面疣状物大者为佳，这样的苦瓜没那么苦。如果瓜体内侧呈现红色，则表示瓜体过熟。

特别叮咛

◎苦瓜含奎宁，会刺激子宫收缩，引起流产，故孕妇应慎食。
◎苦瓜性凉，脾胃虚寒者不宜食用。
◎经期女性忌食。
◎体质虚弱者忌食。

山药

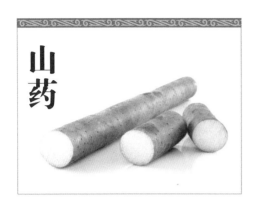

食用有理

山药具有降血糖的作用，用山药水煎剂给小鼠灌胃，连续10天，可以降低正常小鼠的血糖，对实验性四氧嘧啶小鼠的糖尿病有预防及治疗作用，并可对抗由肾上腺素或葡萄糖引起的小鼠血糖升高。因此，山药被广泛运用于防治糖尿病的食疗中。山药可以代替大米，以减少相应主食（如大米类）的用量。

选购技巧

要挑选表皮光滑无伤痕、薯块完整肥厚、颜色均匀有光泽、不干枯、无根须的山药。

特别叮咛

◎山药有收涩的作用，因此大便燥结者最好不要食用山药。
◎有实邪者忌吃山药。
◎山药尚未切开时可存放在阴凉通风处。如已切开，可以盖上湿布保湿，放入冰箱冷藏室保鲜，或是削皮后切块，分袋包装，放在冷冻室保鲜。

冬瓜

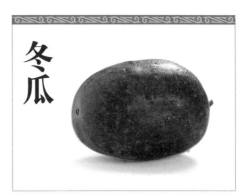

食用有理

医学研究表明，冬瓜是低热量、低脂肪、含糖量极低的高钾食品，且含有多种维生素、无机盐成分以及减肥物质葫芦巴碱、丙醇二酸等活性成分，可有效地阻止碳水化合物转化为脂肪，从而取得减肥的效果。这对2型糖尿病患者中的中老年肥胖者来说，是十分有益的。

此外，冬瓜中的膳食纤维含量很高，对降低胆固醇和血脂，以及防止动脉粥样硬化有很好的效果。

选购技巧

冬瓜的品质，除早采的嫩瓜要求鲜嫩以外，一般晚采的老冬瓜要求：发育充分，老熟，肉质结实，肉厚，心室小；皮色青绿，带白霜，形状端正，表皮无斑点和外伤，皮不软，不腐烂。

特别叮咛

由于冬瓜性寒凉，故脾胃虚寒易泄者慎用。

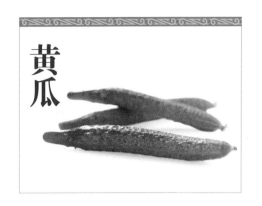

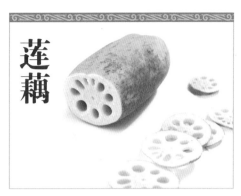

黄瓜

食用有理

黄瓜中所含的果胶能有效地抑制身体对葡萄糖的吸收，对血糖的控制与血管保健有显著功效，对预防和治疗糖尿病有重要意义。黄瓜也含有丰富的膳食纤维，能促进胃肠蠕动，增进排泄的顺畅，维持肠道环境的清洁，并有降低胆固醇的作用。

此外，黄瓜中丰富的维生素具有强烈的活性，能够消除自由基，增进免疫力，维持身体健康。对糖尿病患者来说，黄瓜是很好的保健食材，能有效预防各种并发症。

选购技巧

瓜体上下均匀、没有大肚现象、质地结实、表面具有光泽者为优质黄瓜。建议挑选时可以用手轻捏瓜柄处，硬挺的瓜柄较新鲜。

特别叮咛

◎生理期前后女性忌食。

◎脾胃虚弱、腹痛腹泻、肺虚咳嗽者忌食。

莲藕

食用有理

莲藕被切断时，断面会出现很多相连的细丝，这些就是降低葡萄糖吸收速度的物质。它属于水溶性膳食纤维的一种，能够将同时将被吃下肚的糖与脂肪包围起来，进而减少体内糖、脂肪的吸收。莲藕还含有促进糖代谢的镁以及维生素B_1，能有效控制血糖值。此外，莲藕中的单宁酸可保护动脉血管壁，防止动脉粥样硬化，减缓糖尿病患者心血管疾病并发症。

选购技巧

优质的莲藕藕体肥大，拿在手上有重量感，敲起来质地坚硬，建议选择节间距离适中、成圆柱状、藕孔较小、洞中无泥土、表皮平滑有光泽者。

特别叮咛

◎莲藕含单宁酸，建议将新鲜莲藕切块直接榨汁饮用，能改善肠胃发炎及溃疡。

◎脾胃消化功能不佳者不宜食用。

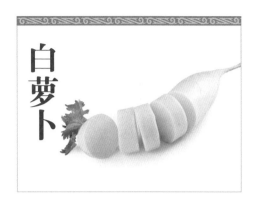

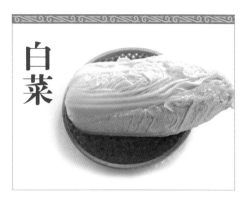

食用有理

白萝卜中所含的香豆酸等活性成分具有降血糖的作用。白萝卜中不含草酸，且含钙量较高，是机体补钙的好来源，有助于改善糖尿病患者的骨质疏松症，并纠正细胞内缺钙和对抗糖尿病肾病的进一步发展。

另外，白萝卜中有促进脂肪代谢的物质，可避免脂肪在皮下堆积，有明显的减肥作用。同时，白萝卜还有降低胆固醇、预防高血压、冠心病的作用，对于中老年2型糖尿病病患者尤为有益。

特别叮咛

◎白萝卜性偏寒凉而利肠，脾虚泄泻者慎食或少食，胃溃疡、十二指肠溃疡、慢性胃炎、单纯甲状腺肿、先兆流产、子宫脱垂等患者忌食。

◎白萝卜忌与人参、西洋参同食。

◎白萝卜以汁多辣味少者为好，这样的白萝卜营养更加丰富，口感也更好，平时不爱吃凉性食物者以熟食为宜。

食用有理

现代医学研究发现，白菜所含的碳水化合物中不含蔗糖和淀粉，是糖尿病患者的食疗佳蔬。白菜中所含的胆碱能调节体内脂肪代谢，抑制胆固醇在血管壁的沉积，从而分解脂肪，降低胆固醇，有减肥的功效，适宜于糖尿病并发高脂血症的患者食用，对于预防糖尿病、高脂血症、心脑血管疾病等都有很好的效果。

特别叮咛

◎顺丝切白菜，这样白菜易熟，同时可以减少烹饪时间，并有益于营养素的保存，有利于降糖的功效发挥。

◎烹调时不宜用煮、浸烫后挤汁等方法，以避免白菜中招牌营养素的大量损失。大白菜在沸水中焯烫的时间不可过长，否则烫得太软、太烂，就不好吃了。

◎也可将白菜用榨汁机榨成汁喝。经常饮用白菜汁，对降低血糖和血脂很有好处。

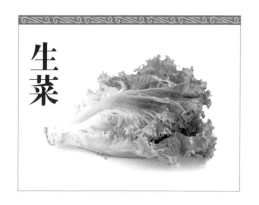

生菜

食用有理

生菜含的膳食纤维和维生素C比白菜多,有消除人体多余脂肪的作用。同时,由于生菜茎叶中含有莴苣素,故味微苦,具有镇痛催眠、降低胆固醇和脂肪、辅助治疗神经衰弱等功效。

生菜中还含有甘露醇等有效成分,有利尿和促进血液循环的作用。

另外,生菜除具有良好的降血脂、降血压、降血糖、利尿等功效外,还能促进血液循环、抗病毒、预防与改善心脏病及肝病,非常适合糖尿病和高血压患者食用。

特别叮咛

◎生菜热量低,最好的食用方法是生食,不仅简单,而且降糖作用也很显著,但一定要注意清洗干净,以免吃到残留的农药化肥。

◎生菜用手撕成片,吃起来会比刀切的脆。

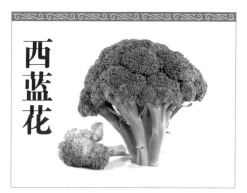

西蓝花

食用有理

西蓝花含有丰富的铬,铬能帮助糖尿病患者提高胰岛素的敏感性,也就是说,在控制糖尿病的过程中,摄入一定的铬后,有利于改善糖耐量、使血糖水平更加平稳。人体对铬的需求量很少,一般从饮食中获得即可。由于我们日常食用含糖的食物过多,而糖能起到降低铬的作用,因此,很多人在铬的摄入量上都严重不足。西蓝花就是含铬丰富的食物,尤其是糖尿病患者平时应该多吃一点,有助于降低血糖。

特别叮咛

◎西蓝花在吃之前,要放在盐水里浸泡几分钟,里面的菜虫就会跑出来,还有助于去除残留农药。

◎不能过度烹饪,比如把西蓝花炒得泛黄,这样会让蔬菜带有强烈的硫黄味并且损失营养,最好通过蒸或微波炉来制作。

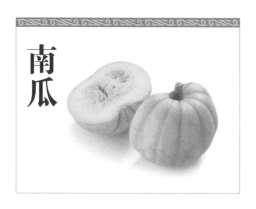

南瓜

食用有理

◎南瓜性温，味甘，具有补中益气、降脂降糖的功效，适用于糖尿病、高血压、冠心病、高脂血症者等食用。南瓜所含的果胶能延缓肠道对营养物质的消化与吸收，从而可防止饭后血糖升高。

◎南瓜中含有较多的矿物质，其中铬的含量为所有蔬菜之冠。铬能增加体内胰岛素的释放，促使糖尿病患者胰岛素分泌正常，对降低血糖有好处。

选购技巧

南瓜有食用嫩果和老熟果的不同，很难有统一的外部判别标准。南瓜的老、嫩常以外皮是否可以被指甲刺破来划分。老南瓜的粉质特性可以根据在切时是否有"夹刀"的感觉来判定。粉质特性好的南瓜质地坚硬，用刀砍切时刀不易抽出。

特别叮咛

南瓜性温，多食偏食易上火，而且会腹胀。

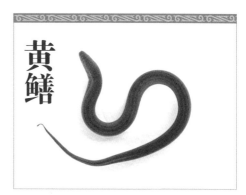

黄鳝

食用有理

现代医学研究表明，黄鳝体内含有两种能显著降低血糖的黄鳝素，可以改善糖尿病病情。从黄鳝中提取出的一种蛋白质给实验家兔喂服后，结果其对糖代谢有双向调节作用。这种有效活性成分对家兔正常血糖无明显影响，但对静脉注射葡萄糖引起家兔的高血糖有降低作用，且可持续1～4小时。较大剂量或连续服用并不会导致低血糖，而且对胰岛素所致的低血糖有抵抗作用。

因此糖尿病患者经常适量食用黄鳝，有助于降血糖和改善糖尿病的相关症状。

特别叮咛

◎风湿痹痛、四肢酸疼无力、糖尿病患者、高脂血症、冠心病、动脉硬化患者都可多食。

◎有瘙痒性皮肤病者忌食。

◎凡病属虚热或热证初愈、痢疾、腹胀属实者不宜食用。

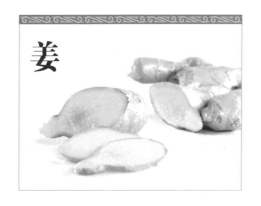

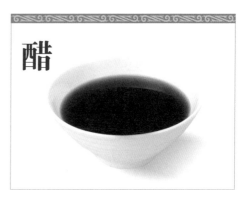

食用有理

姜中的姜酮对人体健康有很多功效，如抗溃疡、抗炎、解热止痛等。姜的辛辣成分——姜辣素还能够促进脂肪细胞增多，脂肪细胞可吸入血液中的葡萄糖成分，从而起到降低血糖值的效果。生姜对糖尿病、动脉粥样硬化和心脑血管疾病都有很好的预防作用。

特别叮咛

◎不要吃烂姜、冻姜，因为姜变质后会产生致癌物，最好选用市场上新鲜的、表皮金黄色的姜，这样的姜营养物质丰富，有益于降糖。

◎姜是重要的调料品，宜作为荤腥菜的矫味品。老姜可做调料或配料；嫩姜可用于炒、拌、爆等。

◎姜宜适量摄取，吃姜一次不宜过多，以免吸收大量姜辣素，在经肾脏排泄过程中会刺激肾脏，并产生口干、咽痛、便秘等"上火"症状，对身体不利。

食用有理

醋里面含有的多肽具有极佳的降低胆固醇及中性脂肪的作用，除此以外，还具有让好胆固醇增多的效果。血液中多余的胆固醇一旦被氧化，就会沉积于血管内并容易加速动脉硬化的发生，醋具有抑制血液中胆固醇氧化的作用。醋所含的柠檬酸能促进脂肪的代谢，且能抑制体内脂肪的合成，因此能防止胆固醇增加，从而对预防高血压和糖尿病有很好的效果。

特别叮咛

◎可将海藻或菇菌类、鱼贝类等具有降低胆固醇作用的食品做成醋味料理或醋味沙拉、醋味腌渍等日常菜。

◎餐桌上应常准备醋，炒菜时也应多使用些，尽量让它的使用频率增加。

◎如是不太喜欢食用醋的人，建议用水果醋的方式饮用，味道会比较顺口，但要注意糖分的摄取量。

❀ 西蓝花木瓜汤

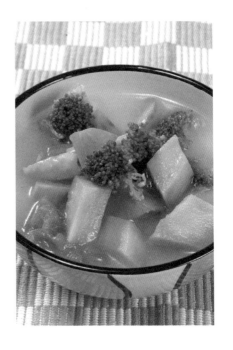

【材料】木瓜200克，西蓝花150克，西红柿60克，姜片适量。

【调料】盐1小匙，水淀粉1大匙。

【做法】

1.将西蓝花洗净，切块；西红柿洗净，去皮（用热水氽烫一下可去皮），切块；木瓜去皮、瓤，洗净，切块，备用。

2.锅内倒油烧热，爆香姜片，放入西蓝花块及西红柿块一起翻炒片刻；倒入适量水煮沸，加入木瓜块后以小火煮30分钟，用水淀粉勾芡，加盐调味即可盛出。

❀ 奶香蔬果沙拉

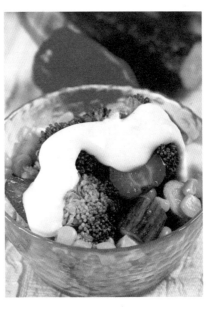

【材料】生菜叶2片，小黄瓜段50克，草莓块20克，西蓝花60克，嫩玉米粒30克。

【调料】盐、胡椒粉、奶油各适量。

【做法】

1.将生菜叶洗净后铺在盘底，放上小黄瓜段与草莓块；西蓝花用保鲜膜裹起来，放入微波炉中，用中火加热1分钟。

2.将西蓝花、嫩玉米粒和调料拌匀，放入微波炉加热1分钟，取出后搅拌，再加热30秒，取出后放入盘中，淋奶油即可。

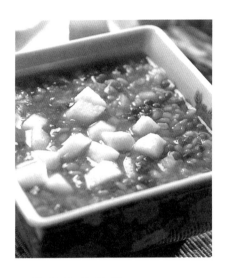

山药绿豆羹

材料 山药400克，绿豆500克。

做法

1.绿豆洗净后浸泡约10分钟。

2.将绿豆加水煮1小时。

3.将煮好的绿豆汤搅拌均匀。

4.山药去皮，洗净切小丁，加入绿豆汤中煮20分钟，即可。

营养师有话说

　　山药具有降血糖的作用，绿豆能够降低胆固醇，促进新陈代谢，有效预防高血糖和高血脂，这两种食材配合在一起食用，是高脂血症和糖尿病患者的食疗保健佳品。

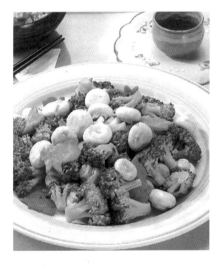

洋菇炒西蓝花

材料 西蓝花250克，洋菇100克，胡萝卜50克，蒜末5克。

调料 盐半小匙，味精少许。

做法

1.西蓝花洗净，切小朵；胡萝卜洗净，切片。

2.西蓝花、洋菇、胡萝卜片放入沸水中汆烫30秒钟捞出；锅中倒2大匙油烧热，蒜末爆香后，放材料速炒，加调料调味即可。

营养师有话说

　　西蓝花含有丰富的铬，对控制糖尿病有很大的作用，能预防糖尿病。洋菇、胡萝卜、蒜都具有很好的降脂、降糖功效。这些食材配合一起食用，有很好的降糖作用。

大米海参粥

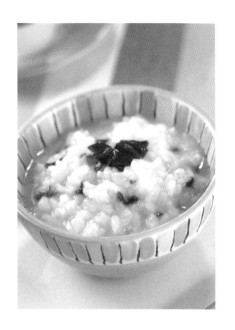

[材料] 海参20克，大米100克，葱末、姜末各1大匙。

[调料] 料酒、香油各1大匙，盐、味精各适量。

[做法]

1.将海参用温水泡发，洗净切段。

2.大米淘净后，放入砂锅中，加适量水，大火煮沸，再放入海参段、料酒，改用小火煨煮成粥；最后放入葱末、姜末、盐、味精、香油调味即可。

[营养师有话说]

　　海参中含有丰富的镁和各种营养物质，对降低血糖、控制糖尿病有很好的帮助；香葱具有很好的降脂、降糖作用，因而是糖尿病患者的食疗佳品。

苦瓜炒黑木耳

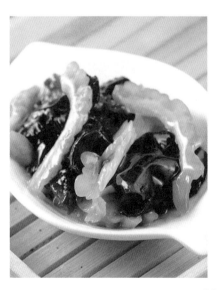

[材料] 苦瓜200克，水发黑木耳50克。

[调料] 水淀粉2小匙，盐、料酒、味精、白糖各适量。

[做法]

1.苦瓜纵向一切两半，去籽，再斜切片，汆烫；水发黑木耳入沸水汆烫，备用。

2.锅内放油烧热，放入苦瓜片、水发黑木耳，烹料酒，加盐、味精、白糖翻炒熟，以水淀粉勾薄芡即可。

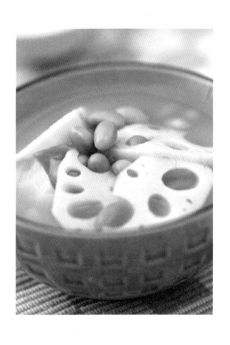

毛豆莲藕汤

材料 毛豆粒100克，莲藕250克，姜末适量。

调料 高汤1000毫升，盐、鸡精、料酒各适量。

做法

1.将毛豆粒洗干净备用；莲藕去皮，洗净，切片。

2.油锅烧热，下入毛豆粒、姜末、莲藕片翻炒片刻，倒入高汤、料酒，放入盐、鸡精调味即可。

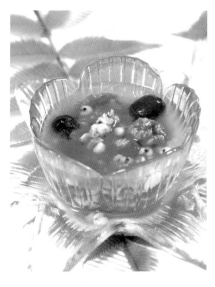

核桃薏米粥

材料 核桃仁、薏米各70克，红枣适量，枸杞子15克。

做法

1.将核桃仁、薏米分别洗净，放入清水中浸泡；红枣洗净；枸杞子洗净备用。

2.锅中放入适量的清水，投入核桃仁、薏米，大火煮沸后改中火慢煮，40分钟后，投入红枣、枸杞子，再次煮沸后，改用小火煮30分钟即可。

营养师有话说

薏米具有扩张血管和降低血糖的功效，能有效预防高血糖和高血脂，薏米还能提高机体免疫力，加强机体对病毒的抵抗能力。薏米配合具有降糖功效的核桃、枸杞子、红枣等食材，非常有控糖需求的人日常食用。

口蘑煨萝卜条

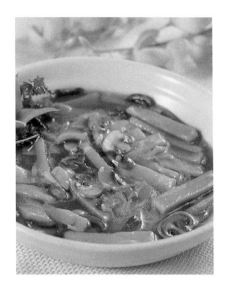

材料 白萝卜1根，口蘑50克，蒜末少许。

调料 番茄酱、盐、白糖各适量。

做法

1.将白萝卜去皮，洗净，切成条；口蘑洗净，切成片。

2.锅置火上倒油烧热，下入蒜末炒香，加入口蘑片、白萝卜条同炒，再添入番茄酱炒香，倒入清水，加盐、白糖调味，将白萝卜条烧熟即可。

白菜虾仁汤

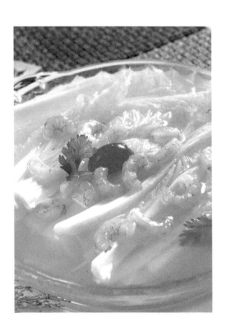

材料 白菜300克，虾仁30克，葱5段，枸杞子、香菜叶各少许。

调料 盐、味精各少许，胡椒粉适量，水淀粉2大匙。

做法

1.将白菜洗净，放入沸水中汆烫后立即捞起，晾凉，切成长条；虾仁、枸杞子洗净。

2.油锅烧热，下虾仁炒黄，放入白菜条，加盐、葱段稍煮，再加入和匀的调料翻炒几下，起锅装盘，撒枸杞子、香菜叶即成。

营养师有话说

白菜含有丰富的维生素，对于降血糖有很好的功效，还能够降低胆固醇，调节体内的脂肪；配合含矿物质丰富的虾仁一起食用，对于预防糖尿病和高血压有很好的作用。

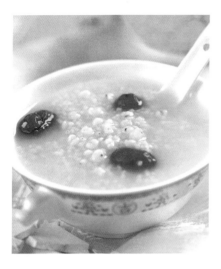

🌸 小米山药粥

材料 小米100克，薏米、山药各30克，红枣10颗。

做法

1.将小米用清水淘洗干净；薏米清洗干净，泡软；山药洗净后，研磨成泥；红枣洗净，去核。

2.将做法1中备好的材料加清水置于锅中，煮成熟粥后即可食用。

营养师有话说

小米含有丰富的膳食纤维，能预防血糖的升高；山药具有降低胆固醇、分解脂肪、降低血糖的功效。小米和山药一起配合食用，对糖尿病和高脂血症患者有很好的保健作用。

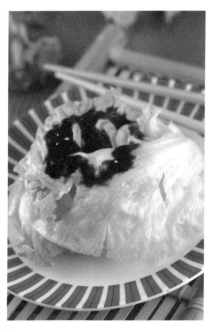

🌸 麻酱生菜

材料 生菜200克，黄豆酥15克。

调料 白糖2小匙，酱油半大匙，盐少许，麻酱1大匙。

做法

1.生菜洗净，撕大片。

2.锅内盛水煮开，放入生菜片稍微氽烫，捞起，备用。

3.在麻酱中加入白糖、酱油、盐，再加1大匙开水稀释，搅拌均匀，然后兑成味汁；将生菜片垫于盘底，浇上味汁，最后撒上黄豆酥即可。

人参鸡蛋清方

组成　人参6克，鸡蛋1个（取蛋清）。

做法及用法　人参研末后与鸡蛋清调匀。每天服1次，10天为1个疗程。

主治功效　润燥生津。适用于糖尿病。

黄精当归鸡蛋方

组成　黄精20克，当归12克，鸡蛋2个。

做法及用法　以上3味加适量水同煮，蛋熟后去壳再煎至一碗，即成。每天服1次，吃蛋饮汤。

主治功效　补中益气，养阴润肺。适用于体虚乏力、心悸气短、肺燥干咳、糖尿病等。

天花粉鸡蛋方

组成　天花粉适量，鸡蛋若干个。

做法及用法　天花粉研为细末，与鸡蛋调匀成饼状，晒干研细。每次服用

● 鸡蛋

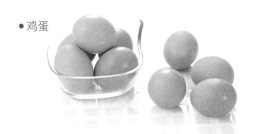

6克，每天服3次，以愈为度。

主治功效　生津止渴。适用于糖尿病。

川芎陈皮茶

组成　川芎5克，陈皮、茶叶各3克，蜂蜜20毫升。

做法及用法　将川芎、陈皮洗净，一同置入砂锅中，加入800毫升清水；先以中火煮沸，再改用小火煎煮20～30分钟后，调入蜂蜜、茶叶，搅拌均匀，稍煮片刻，即可出锅饮用。温服，每天1剂，分早、晚2次服用。

主治功效　活血理气，燥湿祛风。适用于气血瘀滞型糖尿病。

丹参桃仁茶

组成　丹参10克，桃仁6克，红枣5颗，茶叶3克。

做法及用法　将丹参、桃仁洗净后，一同放入砂锅中，加入800毫升清水；先用中火煮沸，再改以小火煎煮20分钟后，撇去药渣，留取药汁；随即将药汁再次入锅，放入红枣肉、茶叶，继续煎煮10分钟，即可出锅饮用。温服，每天1剂，分2次服用。

主治功效　活血祛瘀。适用于血瘀型糖尿病。

93

灵芝茯苓茶

组成 灵芝6克，茯苓10克，茶叶2克。

做法及用法 将灵芝、茯苓研为碎末，与茶叶混合后，分为每份6克的3等份，并分别装入纱布袋中，扎紧袋口；每次取1个纱布袋放入暖水瓶中，冲入300～400毫升沸水，加盖闷泡10～15分钟，即可饮用。温服，每天2～3袋，不拘时服用。

主治功效 健脾燥湿，安神降糖。适用于脾虚湿盛型糖尿病，亦可用于改善睡眠、防感冒、防高血脂。

双山决明茶

组成 山药、山楂、决明子、红茶各5克。

做法及用法 将山药、山楂、决明子、红茶一同烘干后捣碎，分为每份5克的4等份，并分别装入纱布袋中，扎紧袋口；每次取1个纱布袋置入暖水瓶中，冲入500毫升沸水，加盖闷泡10～15分钟，即可饮用。温服，每天1剂，不拘时服用。

主治功效 健脾益气，滋阴润燥，消食导滞。适用于各种类型的糖尿病。

荷叶山楂绿茶

组成 荷叶10克，山楂、绿茶各5克。

做法及用法 将荷叶剪碎，装入纱布袋中，扎紧袋口；将纱布袋与山楂、绿茶一同置于暖水瓶中，冲入800毫升沸水，加盖闷泡10～15分钟，即可饮用。温服，每天1剂，不拘时服用。

主治功效 清热解毒，减肥降糖。适用于胃热炽盛型糖尿病。

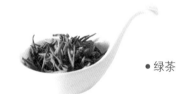

●绿茶

丝瓜茶

组成 丝瓜150克，茶叶3克。

做法及用法 将丝瓜洗净，切为薄片，并放入砂锅中，加入适量清水，煎15～20分钟后，澄清汤液；随后用煮沸的丝瓜汤冲泡茶叶，加盖后闷泡3～5分钟，即可饮用。温服，每天1剂，不拘时代茶饮。

主治功效 生津止渴，养心除烦。适用于糖尿病烦渴症状明显或伴有视网膜病变者。

白术麦冬茶

组成 白术5克，麦冬10克。

做法及用法 将白术、麦冬研为粗末，装入纱布袋中，扎紧袋口；随后，将纱布袋放入保温瓶中，冲入适量沸水，加盖闷泡15～20分钟后，即可饮用。温饮，每天1剂，不拘时代茶饮。

主治功效 健脾益气，养胃生津。适用于伴有津少、口渴、汗出不止和小便不利等症状的糖尿病。

乌梅茶

组成 乌梅20克。

做法及用法 将乌梅洗净，再放入保温瓶中，冲入适量沸水，加盖闷泡10～15分钟后，即可饮用。温服，每天1剂，代茶饮。

主治功效 生津润肺，止咳，涩肠止泻。适用于轻度糖尿病。

脂枣酒

组成 红枣250克，羊脂25克，糯米酒1500毫升。

做法及用法 先将红枣洗净煮软后去水，加入羊脂和糯米酒，煮沸后待凉，置容器中，密封，浸泡3天后即

成。每天服2次，每次服15克。

主治功效 补虚健脾。适用于糖尿病症见久病体虚、食欲不振等。

枸杞子菊麦酒

组成 枸杞子125克，甘菊花10克，麦冬25克，糯米2000克，酒曲适量。

做法及用法 将以上前3味同煮至烂，加入糯米和酒曲，按常法酿酒，去酒糟即成。饭前口服，每天服2次，每次服20克。

主治功效 补肾益精，养肝明目。适用于肾虚型糖尿病，症见视物模糊、阳痿遗精、腰背疼痛、足膝酸软等。

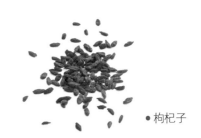

● 枸杞子

地骨酒

组成 糯米1500克，地骨皮、生地黄、甘菊花各50克，酒曲适量。

做法及用法 将以上前3味加水煎煮，取浓汁，与糯米煮成干饭，待冷，加入酒曲拌匀，置容器中，密封，发酵成酒酿。每天服3次，适量

饮用。畏寒肢冷、下利水肿者忌服。

主治功效 滋阴补血，延年益寿。适用于糖尿病症见身体虚弱、视物不明等。

主治功效 补益气血，养血和营。适用于血虚型糖尿病，症见体质虚弱、面色苍白、月经不调等。

党参当归酒

组成 党参、当归、香附各20克，红花、肉桂各15克，牛膝50克，米酒1000毫升。

做法及用法 将全部药材一同清洗干净，切成小块，装入纱布袋中，扎紧袋口；将纱布袋与米酒一同置入酒瓶中，加盖密封，将酒瓶置于阴凉处，充分浸泡1~2周即可饮用。每次15~20毫升，每天2次。

主治功效 疏肝解郁，活血化瘀。适用于肝气郁结型糖尿病。

黄芩半夏酒

组成 黄芩、半夏各15克，人参、干姜、炙甘草各10克，黄连3克，红枣5颗，黄酒1000毫升。

做法及用法 将上述诸药一同捣为碎末，装入纱布袋中，扎紧袋口；将纱布袋放入酒瓶中，冲入黄酒，加盖密封；充分浸泡5天后，过滤药渣，加入300毫升凉开水，搅拌均匀即可饮用。每次10毫升，每天2次，于早、晚服用。

主治功效 养胃散痞，开结降逆。适用于胃气不和、寒热互结型糖尿病。

双地当归酒

组成 熟地黄、生地黄、当归、白芍各30克，川芎20克，甘草10克，米酒1000毫升。

做法及用法 将熟地黄、生地黄、当归、白芍、川芎、甘草分别洗净，一同置入砂锅中，加入适量清水，用小火煎煮5~10分钟后，离火，冷却；随后，将煎好的药汤放入酒瓶中，冲入米酒，加盖密封，浸泡15天，即可开封饮用。每次15~20毫升，每天2次。

参芪玉竹酒

组成 红花10克，党参、黄芪、玉竹、枸杞子各15克，米酒1000毫升。

做法及用法 将党参、黄芪、玉竹、红花一同捣碎，装入纱布袋中，扎紧袋口；然后，将纱布袋与枸杞子一同放入酒瓶中，冲入米酒，加盖密封；充分浸泡1个月后，过滤药渣，即可饮用。每次15毫升，每天2次。

主治功效 益气养血，生津止渴，安神宁心。适用于气血亏虚、体质虚弱型糖尿病。

蒲公金银酒

组成 蒲公英、金银花各50克，黄酒1000毫升。

做法及用法 将蒲公英、金银花洗净，一同置入砂锅中，冲入黄酒，用小火煎煮20～30分钟后，撇去药渣，留取酒汁。每次15～20毫升，每天2次。

主治功效 清热解毒，软坚散结。适用于热毒型糖尿病。

白人参酒

组成 低度白酒1000毫升，白人参30克。

做法及用法 将白人参洗净，装入纱布袋中，扎紧袋口；将纱布袋与白酒一同置入砂锅中，小火煎煮20～30分钟后离火，将药酒倒入酒瓶中，加盖密封，静置7天后，即可饮用。每次15～20毫升，每天2次。

主治功效 补益元气，温中通络，活血化瘀。适用于中气亏虚、血脉瘀阻型糖尿病，症见畏寒、气短、面色苍白、心悸、失眠、肢冷等。

杞龙菊花酒

组成 枸杞12克，龙眼肉20克，菊花10克，当归6克，黄酒1000毫升。

做法及用法 将枸杞、龙眼肉、菊花、当归一同研为碎末，装入纱布袋中，扎紧袋口；将纱布袋放入酒瓶中，冲入黄酒，加盖密封；充分浸泡1个月后，过滤药渣即可饮用。每次10～15毫升，每天1～2次。

主治功效 补益精血。适用于精血不足型糖尿病，症见头晕、耳鸣、视物昏花、焦虑、失眠、健忘和口舌干燥等。

熟地沉香酒

组成 熟地黄30克，何首乌20克，枸杞子15克，沉香1.5克，米酒1000毫升。

做法及用法 将上述诸药同研为粗末，装入纱布袋中，扎紧袋口；将纱布袋置入酒瓶中，冲入米酒，加盖密封；充分浸泡2周后，过滤药渣即可饮用。每次15～20毫升，每天1次。于每晚睡前空腹温饮为宜。

主治功效 养肝益肾，补益精血。适用于肝肾阴虚型糖尿病，尤其是中老年患者。

"三高" 人群慎食的食物

对于"三高"人群来说，一些高糖、高盐、高脂肪的食品一定要谨慎食用。

碳酸饮料

可乐是典型的碳酸饮料，由于其中足量的二氧化碳能起到杀菌、抑菌的作用，还能通过蒸发带走体内的热量，起到降温作用。因此，在炎炎夏季深受人们的喜爱。

禁忌原因

从营养成分来看，碳酸饮料除了含有少量矿物质外，就只剩下精制糖、焦糖色、磷酸和香料（包含咖啡因）了，几乎不含任何有益的成分。它的高热量基本上都来自于精制糖，是血糖快速升高的元凶。可乐中的磷酸、咖啡因均会造成人体钙的流失，无形中威胁着骨骼的健康。对本来就更易患骨质疏松的糖尿病患者来说，更是危害巨大。糖尿病患者还容易有胃肠动力方面的障碍，如果一下子喝太多碳酸饮料，释放出的二氧化碳很容易引起腹胀、食欲下降，尤其是当喝冰镇碳酸饮料时，甚至可能引起胃肠功能紊乱。而且碳酸饮料高热量低营养，也加大了人们患肥胖症的风险，而肥胖症无论是对糖尿病患者还是对患肾病、冠心病、高血压、高脂血症的患者来说，都是要极力避免的。

冰激凌

冰激凌的主要原料是水、乳、蛋、甜味料、油脂和其他食品添加剂，包括香料、稳定剂、乳化剂、色素等。其中的"乳"可能是鲜奶、奶粉、炼乳、稀奶油和乳清粉等。其中的蛋可以是鲜蛋、冰蛋黄、蛋黄粉和全蛋粉。

禁忌原因

冰激凌的热量密度虽然很高，但营养素含量却并不丰富，主要为脂肪和糖，易导致肥胖、血糖升高。饭前食用还可能因为温度低而刺激胃肠道，使食欲降低。奶油制品的高脂肪和高糖成分常常影响胃肠排空，甚至导致胃食管反流。因此，很多人在空腹进食奶油制品后会出现反酸、胃灼热等症状。

还有很多奶油类食物含有反式脂肪酸，如人造黄油、人造奶油、起酥油等。大量进食反式脂肪酸，可升高低密度脂蛋白胆固醇，降低高密度脂蛋白胆固醇，从而增加患冠心病的危险。另外，冰激凌含糖量也很高，100克冰激凌所含的糖相当于35克大米饭的含量，可使肥胖症、糖尿病、心脑血管疾病等慢性疾病的发病风险增高。

蜜饯

蜜饯是我国的传统食品之一，不仅作为休闲零食，还被添加到茶、粥、年糕、月饼、粽子等食品当中。蜜饯可谓老幼皆爱，尤其深受儿童和年轻女孩儿们的欢迎。

禁忌原因

蜜饯大部分是以水果或瓜类作为主要原料，但由于经过了层层加工，只能保留原料中很少的营养，再加上添加了防腐剂、着色剂、香精以及过量的盐，以求便于保存，另外，加工蜜饯的过程中少不了糖渍这一步骤，所以通常含糖量都很高，一般高达80％，而且所含的都属于能促使血糖快速增高的单糖。为了增加蜜饯的重量，有的厂家加的单糖会更高。因此，食用蜜饯对肝肾疾病、癌症或具有潜在发生可能的糖尿病患者非常不利。

薯片

薯片薄脆清香、口味多样、包装方便，是许多家庭热衷的零食。

禁忌原因

美味、流行的薯片所含的营养成分十分匮乏，商家为了调味和方便保存，还添加了不少盐分、香精、防腐剂等不利于健康的成分。

油脂占薯片营养成分的1/3以上，而这些油炸方便食品的用油并不是优质油，再加上土豆或红薯经过了高温油炸后，不但原有的维生素丧失殆尽，而且还会生成杂环胺，容易损伤肝脏，使生长发育迟缓，生育功能减退，还有强烈的致癌作用。而且薯片还含有一定量的铝，铝并非人体必需的矿物质，相反还是有害健康的食品污染物。如长期食用铝含量过高的食品，会引起神经系统病变，表现为记忆力减退、视觉和运动协调失灵，严重者可能导致痴呆。另外，人体摄入过量的铝，还会抑制骨的生成，发生骨软化症等。薯片高糖、高热量、高脂肪以及低维生素的特点，还可给"三高"人群带来患肥胖、心血管疾病的危险。

腊肉

腊肉是鲜肉经盐、酱油、茴香等调料腌渍加工而成的一种咸肉，有的地方还要将腌好的咸肉进行烟熏。因其风味独特，已经成为各地餐馆和百姓餐桌上常用的食材。

禁忌原因

腊肉通常采用五花肉来腌渍，其所含的饱和脂肪酸和热量非常高，无论对于"三高"人群还是普通人群都是不健康的。而且在腌制腊肉的过程中需要大量放盐，导致此类食物钠盐含量超标，常食极易加重肾脏负担，从而使发生高血压的风险增高。另外，糖尿病患者容易有心血管方面的并发症，而腊肉的脂肪含量出奇的高，并且以饱和脂肪酸为主，对心血管极为不利。腊肉往往还存在细菌超标、脂肪酸败等食用安全方面的隐患，尤其是长时间保存过的腊肉，很容易寄生肉毒杆菌。它的芽苞对高温、高压和强酸的耐力很强，极易通过胃肠黏膜进入人体，仅数小时或一两天就会引起中毒。

综上所述，腊肉虽然好吃，但对于健康却有着很大的危害，所以，还是尽量少吃。

松花蛋

松花蛋又称皮蛋，是用石灰等原料腌渍而成的，是我国独创的一类生食蛋品，因剥开蛋壳后胶冻状的蛋白中常有松针状的结晶或花纹而得名。

禁忌原因

虽然松花蛋有一定的营养和保健价值，但糖尿病患者却不能多吃。因为当人体血糖控制不好时，常会引起脂质代谢紊乱，出现血脂增高。松花蛋中含胆固醇较高（每100克中含胆固醇550毫克），食后会使血液中胆固醇含量升高，从而加重脂质代谢紊乱，增加高血压、冠心病等疾病的发生和发展的风险。

此外，松花蛋中含磷量也较高（每100克中含磷226毫克），已患有糖尿病肾脏并发症导致钾、磷等离子代谢障碍的患者，食用后会加重肾脏负担，故应忌食。

第 三 章

降『三高』少不了的中药疗法

中医在长期的治疗实践中总结出了各种中草药的性味和功效，并在用药原理及服药方法等方面积累了非常丰富的经验。在几千种中草药当中，对症治疗『三高』的有很多。这些中药的疗效不但经受住了医疗实践的长期检验，而且得到了现代科学的证实。

降血压的明星中草药和中成药

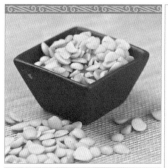

桃 仁

性味归经 味苦、甘，性平；归心、肝、大肠经。

降压有理 可改善血流阻滞和血行障碍，扩张脑血管及外周血管，降低血压。

用法用量 捣碎煎服，5～10克/天；有小毒，不可过量服用。

选用技巧 桃仁以丰满、仁衣色泽黄白、仁肉白净新鲜者为上品。

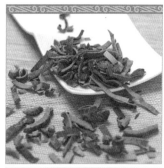

黄 柏

性味归经 味苦，性寒；归肾、膀胱经。

降压有理 黄柏中的生物碱能够起到持续降压的作用。

用法用量 煎服，3～12克/天；外用，适量，研末调敷，或煎水浸洗。

选用技巧 以切面深黄色或鲜黄色、呈片状、表面黄褐色或黄棕色者为佳。

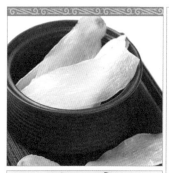

天 麻

性味归经 味甘，性平；归肝经。

降压有理 天麻可减慢心率，增加心排血量，减少心肌耗氧量，促进心脑血流量，降低脑血管阻力，降低血压。

用法用量 煎汤，3～9克/天；研末冲服，1～1.5克/次。

选用技巧 在购买的时候，应选购切面半透明、光泽明亮的。

性味归经 味苦，性寒；归脾、胃、大肠、肝、心包经。

降压有理 大黄鞣质可抑制血管紧张素转换酶活性，减少血管紧张素的生成；大黄酸、大黄素具有利尿作用，有助于降低血压。

用法用量 煎汤，3~10克/天；或者研末后冲服，1~1.5克/次。

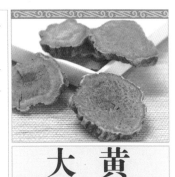

大 黄

性味归经 味甘、微辛，性温；归肝、肾经。

降压有理 杜仲可以扩张血管、降低血压，减少胆固醇的吸收，以炒杜仲的煎剂最好。

用法用量 煎服，10~15克/天。

选用技巧 购买时以外表灰褐色、卷筒状、粗糙者为最佳。

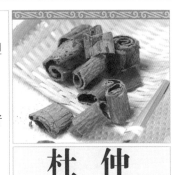

杜 仲

性味归经 味甘，性寒；归肝、肾、小肠、肺经。

降压有理 车前子大剂量使用时具有降压效果，若以9~18克的车前子泡茶饮用，降压有效率可达90%左右。

用法用量 煎服，9~18克/天，包煎；外用，适量，水浸洗或研末调敷。

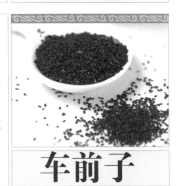

车前子

性味归经 味辛、甘，性平；归脾、胃、肺经。

降压有理 莱菔子能使动脉压强度加大，具有显著的降压作用，其提取物采用持续微量静脉注射的方法，能抑制急性缺氧导致的肺动脉高压，降压效果显著。

用法用量 煎服，6~10克/天。

选用技巧 粒大饱满、色红棕、无杂质者为佳。

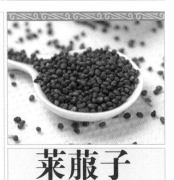

莱菔子

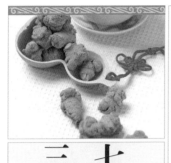

性味归经 味甘、苦，性微温；归肝、胃经。

降压有理 三七可扩张血管，减轻冠状动脉阻力，具有降压作用。其中，三七总皂苷和单体皂苷可降低动脉血压。此外，舒张压下降幅度比收缩压大，其降压程度与剂量相关。

用法用量 煎服，3~10克/天。

三 七

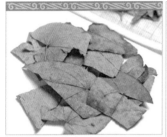

性味归经 味辛、甘，性温；归肝、肾经。

降压有理 淫羊藿中的降压成分为淫羊藿苷，具有提高免疫力、抗衰老、降压、平喘等作用。其可通过抑制交感神经节起到降压作用。

用法用量 煎服，6~12克/天。

淫羊藿

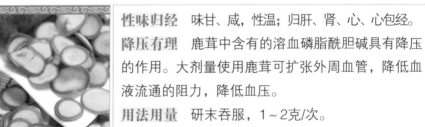

性味归经 味甘、咸，性温；归肝、肾、心、心包经。

降压有理 鹿茸中含有的溶血磷脂酰胆碱具有降压的作用。大剂量使用鹿茸可扩张外周血管，降低血液流通的阻力，降低血压。

用法用量 研末吞服，1~2克/次。

选用技巧 外皮平滑、棕色、上部毛密柔顺、布有棕黄色或红黄色茸毛、横切面黄白色者最佳。

鹿 茸

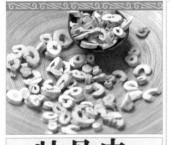

性味归经 味苦、辛，性微寒；归心、肝、肾经。

降压有理 牡丹皮降压效果显著。一般情况下，高血压患者服用牡丹皮后3~5天，就可有效改善高血压的症状，降低血压值。

用法用量 煎服，6~12克/天。

选用技巧 以条粗长、皮厚、粉性足、香气浓、结晶状物质多者为佳。

牡丹皮

性味归经 味甘，性凉；归肝、心包经。

降压有理 钩藤及其醇提取物对于颈中心动脉血流的加压反射具有明显的抑制作用，可扩张血管。

用法用量 煎服，3~12克/天；入汤剂宜后下，不宜久煎。

选用技巧 应挑选质坚韧、断面黄棕色、皮部纤维性、髓部黄白色或中空、无臭、味淡的。

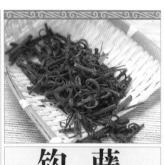

钩 藤

性味归经 味苦，性寒；归心、肝、肾经。

降压有理 莲子心所含的甲基莲心碱能够作用于血管平滑肌，降低血管阻力；莲心碱转化物季铵盐降压效果显著，而且作用时间比甲基莲心碱更长。

用法用量 煎服，1.5~3克/天。

选用技巧 以黄白色、质脆、易折断、断面有多数小孔、嚼起来极苦者为佳。

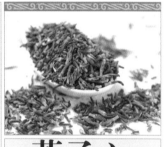

莲子心

性味归经 味甘、咸，性寒；归心、肝经。

降压有理 可抑制大脑皮质的兴奋性，降低血压。服用珍珠粉胶囊，降压有效率可达65%~90%。

用法用量 口服，0.1~0.3克/天。

选用技巧 以粉末色泽洁白均匀、不含杂质，手感细腻柔滑、易吸附于肌肤上，似有淡淡腥味、无其他异味者为上选。

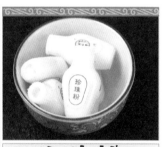

珍珠粉

性味归经 味辛、苦，性热；归肝、脾、胃、肾经。

降压有理 吴茱萸可以扩张外周血管，降低血压。

用法用量 煎服，1.5~4.5克/天。若用吴茱萸粉加醋调糊敷于涌泉穴可有效缓解高血压。

选用技巧 宜选择果实呈五角状扁球形、表面暗黄绿色至褐色、基部残留有黄色茸毛的果梗、气芳香浓郁、味辛辣而苦的。

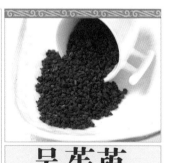

吴茱萸

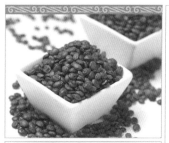

酸枣仁

性味归经 味酸、甘，性平；归心、脾、肝、胆经。

降压有理 酸枣仁可改善烦躁失眠、头晕、健忘及高血压等症。尤其是酸枣仁的外层薄皮可引起血压持续下降和心室传导阻滞。

用法用量 煎服，6～15克；也可入丸、散。

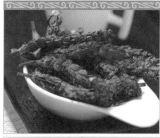

夏枯草

性味归经 味苦、辛，性寒；归肝、胆经。

降压有理 夏枯草的茎、叶、穗及全草都可以降低血压，其中穗的作用较弱。夏枯草水浸出液对人体有较显著的降压作用；夏枯草总皂苷腹腔注射可有效缓解、降低舒张压和收缩压。

用法用量 煎服，9～30克/天。

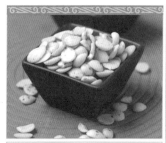

杏 仁

性味归经 味苦，性温；归肺、大肠经。

降压有理 杏仁中的维生素E和精氨酸，具有防止血管阻塞和血栓的作用；所含的多元不饱和脂肪酸，能够降低低密度胆固醇的含量，减少血管病变的概率，保持血管健康。

用法用量 煎服，后下，4.5～9克/次；不宜过量，以免中毒。

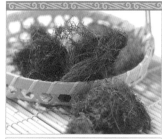

玉米须

性味归经 味甘、淡，性平；归肾、肝、胆经。

降压有理 玉米须含有大量的酒石酸、苹果酸、多聚糖、硝酸钾、谷甾醇、维生素K、豆甾醇和挥发性生物碱。和菊花一起熬制成汤，可以明显降低血压。

用法用量 煎服，15～30克/天。

选用技巧 以柔软、有光泽者为佳。

山菊降压片

组成 山楂、泽泻、小蓟、菊花、夏枯草、决明子。

用法用量 口服，每次5片，每天2次，或遵医嘱。

主治功效 平肝潜阳。用于阴虚阳亢所致的头痛眩晕、耳鸣健忘、腰膝酸软、五心烦热、心悸失眠；高血压见上述症候者。

特别叮咛 偶见胃脘部不适，一般可自行缓解。

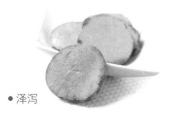

● 泽泻

牛黄降压丸

组成 羚羊角、水牛角浓缩粉、冰片、党参、决明子、薄荷、珍珠、人工牛黄、白芍、黄芪、川芎、甘松、郁金。

用法用量 大蜜丸每次1~2丸，每天1次；小蜜丸每次20~40丸，每天1次。

主治功效 清心平肝。用于痰热壅盛所致的头晕目眩、烦躁不安、头痛失眠；高血压见上述症候者。

特别叮咛 腹泻者忌服。

稳压胶囊

组成 膏桐、地龙、冬虫夏草、决明子、石决明。

用法用量 口服，每次1~2粒，每天3次，或遵医嘱。

主治功效 滋阴潜阳。用于高血压属阴虚阳亢型患者，症见头痛、眩晕、心悸等。

特别叮咛 轻型高血压或临界高血压患者每天服3次，每次1粒，可起到稳定血压的作用。

降压平片

组成 夏枯草、葛根、珍珠母、菊花、淡竹叶等。

用法用量 口服，每次3片，每天3次，或遵医嘱。

主治功效 降压、清头目。用于高血压及高血压引起的头晕、目眩。

特别叮咛 偶有口干、恶心、腹部不适等反应，停药后可自行消失。个别患者可出现血小板减少的状况，停药后可恢复。

龙胆泻肝丸

组成 龙胆、车前子、黄芩、栀子、泽泻、木通、当归、生地黄、柴胡、炙甘草。

用法用量 按肝火症状的轻重适量服用。口服,每次6~9克,每天2~3次即可。

主治功效 清肝火、泻湿热。用于头晕、目赤、头痛、头热、小便短赤、舌红苔黄等肝经湿热症状的高血压患者。

金匮肾气丸

组成 地黄、山茱萸(酒炙)、山药、茯苓、牡丹皮、泽泻、桂枝、附子(炙)、牛膝(去头)、车前子(盐炙)。

用法用量 口服,每次1丸,每天2次。

主治功效 温补肾阳,化气行水。用于肾虚水肿、腰膝酸软、小便水利、畏寒肢冷。

脑立清

组成 磁石、赭石、牛膝、清半夏、冰片、薄荷脑、珍珠母、猪胆粉、酒曲。

用法用量 口服,每次10~15粒,每天2~3次,饭后温开水送服。

主治功效 镇肝、潜阳降逆。适用于肝阳上亢型高血压。

当归龙荟丸

组成 当归、龙胆、栀子、黄连、黄柏、黄芩、芦荟、青黛、大黄、木香、人工麝香。

用法用量 口服,每次6克,每天2次,饭后温开水送服。

主治功效 清肝火、通便导滞。用于体质壮实、面红目赤、烦躁不安、大便秘结、头痛头晕,甚至呕吐、抽搐等肝火较盛的高血压。

特别叮咛 药性大苦大寒,泻火通便作用较强,非实热急证的高血压不可用,孕妇禁忌。

心脑静

组成 莲子心、珍珠母、槐米、黄柏、木香、黄芩、夏枯草、钩藤、龙胆、淡竹叶、威灵仙、天南星(制)、甘草、牛黄、朱砂、冰片。

用法用量 口服,每次4片,每天1~3次。

主治功效 清心醒脑,降低血压,疏通经络,防治脑卒中。用于头晕目眩、烦躁不宁、言语不清、手足不遂。

降血脂的明星中草药和中成药

性味归经 味辛、微苦，性温；归脾、肾、心经。

降脂有理 补肾强腰，健脾益气，活血通络。现代药理学认为，刺五加具有降血压、降血脂、增强免疫力、调节内分泌、降血糖和抗疲劳等作用。适用于伴有腰膝酸软、气短乏力、食欲缺乏、失眠多梦和胸痹疼痛等症状的高脂血症。

用法用量 水煎服，6～15克/次。

特别叮咛 阴虚火旺者慎用。

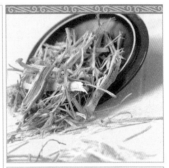

刺五加

性味归经 味甘、辛，性温；归心、肝、脾经。

降脂有理 补血活血，调经止痛，润肠通便。现代药理学认为，当归具有补血、增强体质、扩张冠状动脉、增加冠状动脉血流量、降低血液黏稠度、降血脂和保护肝脏等作用。适用于血虚型高脂血症，亦适宜伴有月经不调、痛经等症的女性患者。

用法用量 水煎服，5～15克/次。

特别叮咛 湿盛、中满、大便不实、泄泻者不宜食用。

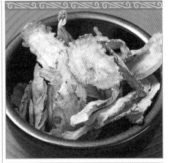

当 归

性味归经 味苦，性微寒；归心、肝经。

降脂有理 活血化瘀，通经止痛，凉血消痈，养血安神，排脓生肌。现代药理学认为，丹参具有降低血清胆固醇、抑制肿瘤细胞生长、镇静、降血压、降血糖和扩张冠状动脉等作用。适用于月经不调、痛经、闭经、高脂血症、心绞痛、冠状动脉粥样硬化、糖尿病和高血压等。

用法用量 水煎服，6～30克/次。

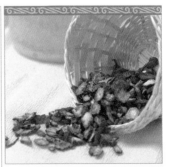

丹 参

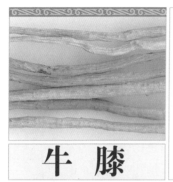

牛　膝

性味归经　味苦、甘、酸，性平；归肝、肾经。

降脂有理　补益肝肾，强壮筋骨，活血通经，利尿通淋。现代药理学认为，牛膝具有扩张血管、抗溃疡、抗血小板凝集、降血糖、降血脂和增强免疫力等作用。适用于伴有腰膝酸痛、下肢酸软、热淋、血淋、咽喉肿痛和跌打损伤等症的高脂血症。

用法用量　水煎服，5～15克/次。

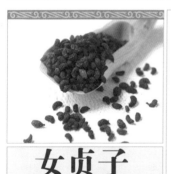

茵　陈

性味归经　味苦、辛，性微寒；归肝、胆、脾、胃经。

降脂有理　清热退黄，燥湿利胆。现代药理学认为，茵陈具有降血脂、降血压、增强免疫力、抗肿瘤、解热、镇痛、消炎和利尿等作用。适用于高脂血症、黄疸、胆囊炎、高血压和湿疹等。

用法用量　水煎服，9～15克/次。

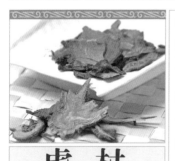

女贞子

性味归经　味甘、苦，性凉；归肝、肾经。

降脂有理　滋阴清热，补益肝肾。现代药理学认为，女贞子具有增强免疫力、降血脂、减少血清谷丙转氨酶和肝内甘油三酯蓄积、抗动脉粥样硬化、降血糖和保肝等作用。适用于高脂血症，症见头晕目眩、腰膝酸软、须发早白、阴虚发热、目暗不明等。

用法用量　水煎服，10～15克/次。

虎　杖

性味归经　味苦，性平；归肝、胆、肺经。

降脂有理　活血化瘀，清热解毒，止咳化痰。现代药理学认为，虎杖具有降血压、降血脂、抗血小板凝集、抗肿瘤、保肝利胆和止咳平喘等作用。适用于高脂血症、高血压、风湿痹痛、湿热黄疸、跌打损伤、女性月经不调和产后恶露不下等。

用法用量　水煎服，9～30克/次。

性味归经 味甘，性平；归肝、心经。

降脂有理 活血化瘀，止血凉血。现代药理学认为，蒲黄具有降低血清总胆固醇、促进胆固醇排泄、强心、增强免疫力等作用。

用法用量 水煎服，5～15克/次；亦可入丸、散，或研末外用。

特别叮咛 孕妇慎用。

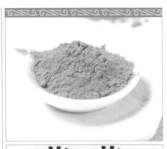

蒲 黄

性味归经 味甘，性寒；归肾、膀胱经。

降脂有理 利水燥湿，祛热通淋。现代药理学认为，泽泻具有保护心血管、降血脂、抗动脉粥样硬化、增强免疫力、减肥、抗脂肪肝和利尿等作用。适用于高脂血症、动脉粥样硬化、小便不利、遗精和腹泻等。

用法用量 水煎服，15～30克/次。

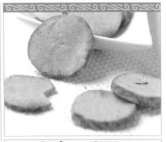

泽 泻

性味归经 味辛、微苦，性微寒；归心包、肝经。

降脂有理 活血化瘀，利尿消肿。现代药理学认为，益母草具有增加冠状动脉血流量、减慢心率、抗血小板凝集、抗血栓、降血脂、增强人体免疫力和利尿等作用。

用法用量 水煎服，10～15克/次。

特别叮咛 阴虚者、孕妇，均不宜服用。

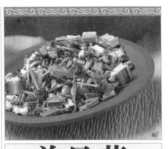

益母草

性味归经 味甘，性温；归肝、肾经。

降脂有理 补肾固精，补肝明目。现代药理学认为，沙苑子具有增加脑血流量、减慢心率、增强抗病能力、降血脂等作用。适用于肾虚型高脂血症，症见腰痛、阳痿、遗精、滑精、遗尿、尿频和女性白带过多等。

用法用量 水煎服，6～10克/次。

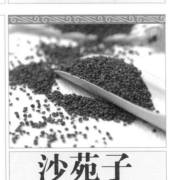

沙苑子

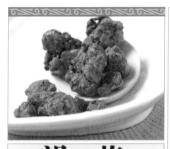

没药

性味归经 味苦、辛，性平；归心、脾、肝经。

降脂有理 活血化瘀，消肿镇痛。现代药理学认为，没药具有降低血清总胆固醇水平、抗动脉粥样硬化、抗癌和抗菌等作用。适用于高脂血症、腹痛、风湿痹痛、跌打损伤和痛疽等。

用法用量 水煎服，3～10克/次。

特别叮咛 孕妇忌服。

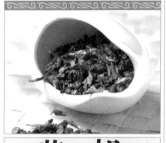

柴胡

性味归经 味辛、苦微寒，性平；归肺、肝、胆经。

降脂有理 疏肝解郁，退热升阳。现代药理学认为，柴胡具有促进胆固醇排泄、保肝利胆、保护心血管等作用。

用法用量 水煎服，3～10克/次。

特别叮咛 真阴不足、肝阳上亢者禁用。

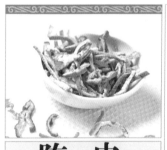

陈皮

性味归经 味辛、苦，性温；归脾、肺经。

降脂有理 健胃消食，理气化痰，燥湿和中。现代药理学认为，陈皮具有降血脂、抗炎、抗溃疡、利胆和抗动脉粥样硬化等作用。

用法用量 水煎服或隔汤炖，5～10克/次。

特别叮咛 舌赤、津少、内有实热者不宜服用。

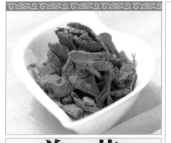

姜黄

性味归经 味苦、辛，性温；归肝、脾经。

降脂有理 理气消肿，活血通络。现代药理学认为，姜黄具有降低血清总胆固醇和甘油三酯水平、保护肝脏、保护心血管系统、抑制血小板凝集、抗氧化和抗肿瘤等作用。

用法用量 水煎服，3～10克/次。

特别叮咛 血虚、无气滞、无血瘀者禁用。

性味归经 味酸、甘，性微温；归脾、胃、肝经。

降脂有理 消食化积，活血化瘀。现代药理学认为，山楂具有降血脂、加快血清胆固醇排泄、降血压、增加冠状动脉血流量、增强心肌收缩力、扩张血管和抗恶性肿瘤等作用。

用法用量 水煎服，5～15克/次；亦可单独食用，30克/次。

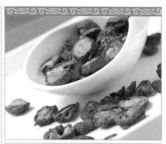

山 楂

性味归经 味甘、苦、涩，性平；归肺、肾经。

降脂有理 活血化瘀，通络止痛，敛肺平喘。现代药理学认为，银杏叶具有降低血清总胆固醇水平、保护心血管、解痉和抗菌等作用。适用于高脂血症、高血压、心悸、咳嗽气喘等。

用法用量 水煎服，5～10克/次。

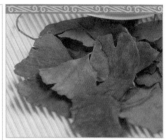

银杏叶

性味归经 味辛，性温；归肺、胃、大肠经。

降脂有理 祛风燥湿，消肿止痛。现代药理学认为，白芷具有降血脂、促进脂肪代谢、保护心血管和抗菌等作用。适用于风寒湿盛型高脂血症，可见头痛、牙痛、眉骨痛和久泻等症状。

用法用量 水煎服，3～10克/次。

特别叮咛 血虚、阴虚阳盛者禁用。

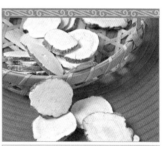

白 芷

性味归经 味甘、苦，性微寒；归肺、肝经。

降脂有理 平肝清热，明目解毒。现代药理学认为，菊花具有降血脂、降血压、扩张冠状动脉、增加冠状动脉血流量和改善心肌供血等作用。适用于高脂血症。

用法用量 煎服，10～15克/次，或入丸、散，或泡茶；外用，适量，煎水洗，或捣敷。

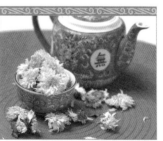

菊 花

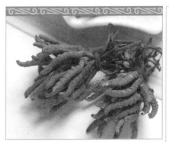

冬虫夏草

性味归经　味甘，性平；归肾、肺经。

降脂有理　补肾助阳，滋补肺阴，止血化痰。现代药理学认为，冬虫夏草具有增强免疫力、增强心血管系统功能与降低血清胆固醇水平等作用。适用于伴有阳痿、遗精、腰膝酸痛、久咳虚喘、劳嗽痰血、久病体虚和自汗畏寒等症状的高脂血症。

用法用量　水煎服，5~10克。

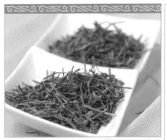

绞股蓝

性味归经　味苦、甘，性寒；归肺、脾经。

降脂有理　清热解毒，健脾补气，止咳化痰。现代药理学认为，绞股蓝具有促进脂质代谢、降血脂、降血压和增强心肌收缩力等作用。适用于高脂血症、白细胞减少症、慢性气管炎、病毒性肝炎、胃肠炎和久病体虚等。

用法用量　研末，水煎服，2~3克/次，每天3次。

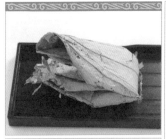

荷　叶

性味归经　味苦，性平；归肝、脾、胃经。

降脂有理　荷叶中的生物碱有降血脂、扩张血管的作用，可改善高脂血症合并高血压，对治疗动脉硬化、冠心病等也有效果。

用法用量　煎服，3~10克/次，荷叶炭3~6克/次，或入丸、散；外用，适量，捣敷或煎水洗。

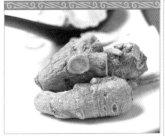

西洋参

性味归经　味苦、微甘，性凉；归心、肺、肾经。

降脂有理　西洋参具有抑制食欲、调节代谢等作用。实验表明西洋参能够降低甘油三酯及胆固醇水平，从而起到降低血脂的作用。

用法用量　煎服，3~6克/次，或入丸、散。

特别叮咛　西洋参不能与藜芦、浓茶、白萝卜同食。此外，阳虚内寒者不宜服用西洋参。

山楂精降脂片

组成 山楂提取物。

用法用量 口服，每次1~2片，每天服用3次。

主治功效 降血脂，降血压，强心，增加冠状动脉血流量，扩张血管。适用于高脂血症，亦可用作高血压、冠心病的辅助治疗。

特别叮咛 脾胃虚弱者慎用。

山楂丸

组成 山楂。

用法用量 口服，每次1丸，每天服用3次。

主治功效 消食化积。适用于高脂血症之积食、停滞不化、痞满腹胀和食欲缺乏等消化不良表现。

特别叮咛 胃酸多者慎用。

心血宁片

组成 葛根提取物、山楂提取物。

用法用量 口服，每次4片，每天3次，或遵医嘱。

主治功效 活血化瘀，通络止痛。适用于高脂血症、高血压、冠心病、心绞痛以及心血瘀阻所致的胸痹、头晕和目眩等症。

特别叮咛 体内有实热者减少用量。

心可舒胶囊

组成 山楂、丹参、三七、葛根、木香。

用法用量 口服，胶囊剂，每次服4粒，每天3次；片剂，每次4片，每天服用3次。

主治功效 活血化瘀，理气止痛。适用于高脂血症、高血压、冠心病、心绞痛、心律失常以及气血瘀滞所致的胸闷、头晕、头痛、颈项疼痛等。

特别叮咛 心阳不足者禁用；对本药物过敏者禁用。

心安宁片

组成 何首乌、葛根、山楂、珍珠粉。

用法用量 口服，每次4~5片，每天3次。

主治功效 降血脂，滋阴宁心，化瘀通络。适用于伴有头痛、头晕、耳鸣、心悸等症状的高脂血症、心绞痛、高血压。

特别叮咛 湿阻中焦者慎服。

乐脉颗粒

组成 川芎、红花、丹参、赤芍、木香、香附、山楂。

用法用量 开水冲服，每次3～6克，每天3次。

主治功效 活血化瘀，行气解郁，养血通脉。适用于气滞血瘀型高脂血症，症见头痛、头晕、眼花、胸痛、心悸等症，亦可用于冠心病、动脉粥样硬化、多发性脑梗死、多发梗死性痴呆等心脑血管疾病。

特别叮咛 体内有实热者慎服。

三参降脂液

组成 制何首乌、刺五加、黄芪、泽泻、石菖蒲、丹参、三七、生晒参。

用法用量 口服，每次20毫升，每天2次。

主治功效 补气降脂，活血化瘀。适用于高脂血症、冠心病，症见胸闷、胸痹、心痛和气短等。

山楂降脂片

组成 决明子、山楂、荷叶。

用法用量 口服，每次8片，每天3次。

主治功效 活血化瘀，清热化痰，降

浊通便。适用于高脂血症、高血压、动脉粥样硬化等。

特别叮咛 脾胃虚弱者慎用。

丹田降脂丸

组成 丹参、三七、何首乌、川芎、人参、当归、泽泻、黄精、肉桂、五加皮、淫羊藿。

用法用量 口服，每次1～2丸（约3克），每天2次。

主治功效 健脾补气，活血化瘀，补益肝肾，降血脂，改善微循环。适用于高脂血症。

特别叮咛 轻度高脂血症患者不宜久服。

杜仲双降袋泡剂

组成 杜仲叶、苦丁茶。

用法用量 开水泡服，每天2～3次，每次1袋。

主治功效 降血脂，降血压。适用于高脂血症、高血压。

特别叮咛 脾胃虚寒者饭后服用。

轻身减肥茶

组成 丹参、茵陈、山楂、泽泻、水牛角、淫羊藿、黄芪、白术、川芎。

用法用量 口服，每次4~5片，每天3次。

主治功效 健脾益气，活血化瘀，宽胸导滞，降脂减肥。适用于高脂血症、单纯性肥胖症。

特别叮咛 宜饭前服用。

降脂胶丸

组成 蒲黄提取物、菜油。

用法用量 口服，每次5粒，每天3次。

主治功效 活血化瘀，化痰通络。适用于血瘀痰阻型高脂血症，症见胸闷、胸痛、头晕、乏力等。

特别叮咛 湿阻中焦者不宜久服，孕妇忌服。

冠心丹参片

组成 降香、三七、丹参。

用法用量 口服，每次3片，每天3次。

主治功效 活血化瘀，理气开窍，消肿止痛。适用于高脂血症、冠心病。

特别叮咛 阴虚者不宜久服。

冠脉宁片

组成 丹参、鸡血藤、延胡索、没药、血竭、郁金、黄精、制首乌、当归、桃仁、乳香、葛根、冰片、红花。

用法用量 口服，每次5片，每天3次，或遵医嘱。

主治功效 活血化瘀，理气止痛。适用于伴有胸痛、心悸怔忡、舌质紫黯等症状的冠心病和高脂血症。

特别叮咛 脾胃虚弱者不宜久服。

抗栓保心片

组成 丹参、白芍、刺五加、郁金、山楂。

用法用量 口服，每次3~4片，每天3次，于饭后服用。

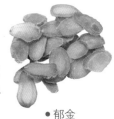
●郁金

主治功效 活血通络，理气止痛，降血脂。适用于气血瘀滞型高脂血症、冠心病、心绞痛、心律失常，症见胸闷痹痛和心悸怔忡等。

特别叮咛 体内有实热者慎服。

降脂宁颗粒

组成 山楂、制首乌、荷叶、决明子。

用法用量 口服，每次10克，每天3次。

主治功效 降血脂，增加冠状动脉血流量，软化血管。适用于高脂血症、冠心病。

特别叮咛 湿阻中焦者不宜久服。

降脂胶囊

组成 普洱茶、山楂、刺五加、荷叶、莱菔子、葛根、黄芪、菊花、何首乌、黄精、杜仲、茺蔚子、大黄、三七、桑寄生、槐花。

用法用量 口服，每次5粒，每天3次。

主治功效 补益气血，通利血脉，降血脂，消食化积。适用于高脂血症、动脉粥样硬化。

特别叮咛 宜饭后服用。

冠脉康片

组成 佛手、泽泻、赤芍、三七、甘草。

用法用量 口服，每次4~5片，每天3次。

主治功效 活血化瘀，理气止痛，扩张血管，增加冠状动脉血流量。适用于冠心病、高脂血症。

特别叮咛 体内实热者不宜久服。

脉安冲剂

组成 麦芽、北山楂。

用法用量 口服，每次20克，每天2次。小儿酌情减少用量。

主治功效 健胃消食，化积导滞，降低血清总胆固醇、甘油三酯水平，抗

动脉粥样硬化。适用于高脂血症、动脉粥样硬化等。

特别叮咛 服药期间忌食肥甘厚腻之物。

首乌片

组成 何首乌、生地黄、桑葚浸膏、墨旱莲、牛膝、黑芝麻、女贞子、金樱子、桑叶、补骨脂、菟丝子、金银花、豨莶草。

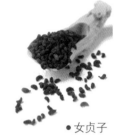

● 女贞子

用法用量 温开水送服，水蜜丸，每次6克，每天2次；片剂，每次5片，每天3次。

主治功效 补益肝肾，滋阴养血，强筋壮骨。适用于肝肾阴虚型高脂血症，症见腰膝酸软、头晕、眼花、体虚、须发早白和耳鸣等。

特别叮咛 脾胃虚弱者慎用。

脂可清胶囊

组成 山楂、茵陈、黄芩、泽泻、葶苈子、大黄、木香。

用法用量 口服，每次2~3粒，每天3次，30天为1个疗程。

主治功效 软坚散结，通络导滞，

燥湿祛痰。适用于痰湿中阻型高脂血症，症见头晕、眼花、四肢沉重、肢体麻木、胸闷等。

特别叮咛 服药后出现大便次数增多时，可减少药量或暂时停药，待症状缓解后再行服用。

绞股蓝总苷片

组成 绞股蓝总苷。

用法用量 口服，每次2~3片（每片含绞股蓝总苷20毫克），每天3次，或遵医嘱。

主治功效 健脾补心，活血化瘀，祛痰理气，降低血脂。适用于心脾两虚、痰阻血瘀型高脂血症，症见头痛、头晕、心悸、气短、胸闷、肢体麻木、耳鸣、自汗、乏力、记忆力减退和腹胀等。

特别叮咛 宜饭前服用。

健脾降脂冲剂

组成 丹参、山楂、灵芝、泽泻。

用法用量 口服，每次10克，每天3次，20天为1个疗程。

主治功效 健脾益气，活血祛浊。适用于脾虚气滞、血瘀型高脂血症，症见头晕、目眩、耳鸣、胸闷、食欲缺乏、心悸和气短等。

特别叮咛 宜饭前服用。

桑葛降脂丸

组成 葛根、桑寄生、丹参。

用法用量 口服，每次4克，每天3次，30天为1个疗程，或遵医嘱。

主治功效 健脾燥湿，补肾益精，清热化痰，降低血清总胆固醇、甘油三酯水平。适用于脾肾两虚型高脂血症。

特别叮咛 孕妇禁用；脾胃虚寒、腹泻者慎用。

益康胶囊

组成 人参、黄精、天花粉、三七、何首乌、黄芪、珍珠粉、泽泻、丹参、维生素A、维生素E等。

用法用量 口服，每次2粒，每天3次，3个月为1个疗程。

主治功效 强身健脑，扶正固本，延缓衰老，降血脂，促进新陈代谢，保护心血管。适用于高脂血症、冠心病、动脉粥样硬化、老年性视力减退。亦可用于甲状腺功能减退症、慢性老年性支气管炎的辅助治疗。

特别叮咛 适用于改善老年性高脂血症患者的症状。

通脉降脂片

组成 三七、川芎、荷叶、笔管草、花椒。

用法用量 口服，每次4片，每天3次。

主治功效 活血化瘀，舒筋通络，降脂祛浊。适用于高脂血症、动脉粥样硬化等。

特别叮咛 适宜饭后服用。

脉舒胶囊

组成 碳酸钙、花生壳提取物。

用法用量 口服，每次3~5粒，每天3次。

主治功效 降血脂。适用于高脂血症。

特别叮咛 宜饭后服用。

脂宁片

组成 丹参、制何首乌、决明子、山楂、瓜蒌、葛根、维生素C、氯贝酸铝。

用法用量 口服，每次3~4片，每天3次。

主治功效 活血化瘀，理气通络，补益精血，降低血脂。适用于高脂血症，症见胸痹疼痛、心痛、头晕、眼花、耳鸣、肢体麻木等。

特别叮咛 体内有实热者不宜久服。

消栓通络片

组成 黄芪、冰片、三七、桂枝、郁金、川芎、泽泻、丹参、槐花、山楂、木香。

用法用量 口服，每次6~8片，每天3次。

主治功效 活血化瘀，舒筋通络，降脂消栓。适用于高脂血症、脑血管硬化和脑血栓等。

特别叮咛 适宜饭后服用。

舒心降脂片

组成 虎杖、丹参、葛根、山楂、红花、桃仁、降香、鸡血藤、赤芍、薤白、荞麦花粉。

用法用量 口服，每次3~4片，每天3次。

主治功效 活血化瘀，理气止痛，升阳降浊。适用于气血瘀滞、痰浊中阻型高脂血症、冠心病，症见胸痹、心痛、心悸怔忡、失眠多梦、脘腹痞闷和气短乏力等。

特别叮咛 体内湿热及孕妇忌服。

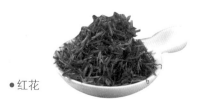

● 红花

降血糖的明星中草药和中成药

性味归经 味甘、微苦，性微寒；归肺、心、胃经。

降糖有理 麦冬中所含有的麦冬多糖，具有减轻四氧嘧啶对胰岛 β 细胞的损伤的作用，对葡萄糖、肾上腺素、四氧嘧啶所致的高血糖有着非常明显的抑制作用。

用法用量 煮散剂，3～5克/次；或入丸、散。

特别叮咛 风寒感冒、痰湿咳嗽或脾胃虚寒泄泻者忌用。

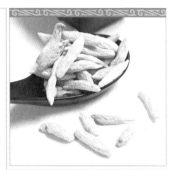

麦　冬

性味归经 味辛，性温；归肝、胆、心包经。

降糖有理 川芎可以改善微循环，对单纯性糖尿病视网膜病变有着较好的疗效，同时川芎还可使血浆脂质过氧化物降低，能明显改善糖尿病合并心脏病的症状。

用法用量 水煎服，3~10克/次，或研末，或入丸、散，1~1.5克/次；外用，适量，研末撒敷，或煎汤漱口。

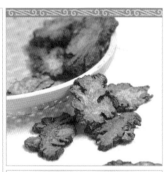

川　芎

性味归经 味苦，性寒；归肺、胃、肾经。

降糖有理 知母主要含有知母皂苷，药理实验显示，知母能促进脂肪组织对葡萄糖的摄取，使肝糖原下降，而使肌糖原升高。

用法用量 煎服，6~12克/次，或入丸、散。

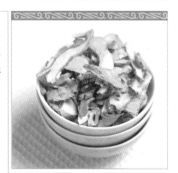

知　母

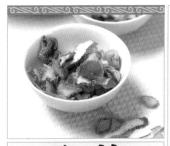

性味归经 味甘，性微寒；归肺、胃经。

降糖有理 玉竹根茎中含有甲种、乙种萎蕤素及多量黏液等，有使血糖减少的作用。因此，玉竹在医师指导下使用，适宜糖尿病合并高血压、心脏病的患者。

用法用量 煮散剂，3~5克/次；或入丸、散。

玉 竹

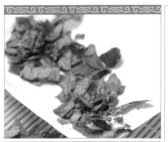

性味归经 味辛、甘，性温；归肝、肾经。

降糖有理 实验表明，淫羊藿提取液有明显的降血糖作用，并可维持60分钟以上。淫羊藿煎剂能够降低 β -脂蛋白及胆固醇，对糖尿病合并高脂血症有很好的效果。

用法用量 煎服，3~9克/次，大剂量可至15克/次，或浸酒、熬膏，入丸、散；外用，煎汤含漱。

淫羊藿

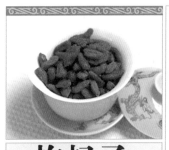

性味归经 味甘，性平；归肝、肾经。

降糖有理 枸杞子所含的胍类衍生物及黄酮类物质有显著而持久的降糖作用。不同剂量枸杞水煎液均有降低血中胆固醇、甘油三酯、低密度脂蛋白胆固醇的作用，对糖尿病合并高血脂者疗效显著。

用法用量 煎服，5~15克/次；或入丸、散、膏、酒剂。

枸杞子

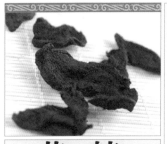

性味归经 味甘，性平；归脾、肺、肾经。

降糖有理 实验证明，黄精煎剂可使动物血糖先升后降，对肾上腺素所致的高血糖动物有明显的降血糖作用。且黄精煎剂还有辅助降低血清总胆固醇及甘油三酯含量的作用，因此对糖尿病并发高脂血症患者适宜。

用法用量 煎服，10~30克/次。

黄 精

性味归经 味甘，性微温；归脾、肺经。

降糖有理 黄芪及黄芪多糖能增强机体免疫功能，这与黄芪补气、扶正、维持机体内环境平衡、提高机体抗病能力、双向调节血糖作用有密切关系。糖尿病患者气虚偏重，临床应用效果较佳。

用法用量 煎服，10～15克/次，大剂量使用可至30～60克/次；也可入丸、散，或熬膏。

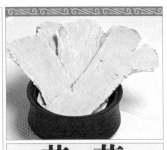

黄 芪

性味归经 味甘、辛，性凉；归脾、胃、肺经。

降糖有理 葛根中提取的葛根素具有明显的降糖作用，葛根还含有降血压、降胆固醇的成分，因此对糖尿病患者合并高血压、高血脂也有很好的治疗效果。

用法用量 煎服，9～30克/次，或捣汁；外用，适量，捣敷。

特别叮咛 阴虚火旺且上盛下虚者不宜多用。

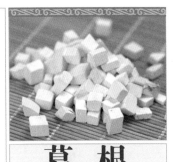

葛 根

性味归经 味甘，性平；归心、肺、肝、肾经。

降糖有理 灵芝可取代胰岛素抑制脂肪酸的释出，可改善高血糖症状；灵芝中的水溶性多糖可以减轻非胰岛素依赖型糖尿病。灵芝还是糖尿病合并心血管疾病、糖尿病合并高脂血症患者的良药。

用法用量 煎服，10～15克/次；或浸酒；或研末，2～6克/次。

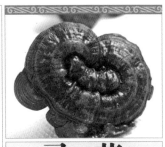

灵 芝

性味归经 味苦、甘、涩，性微温；归肝、心、肾经。

降糖有理 从何首乌中萃取出的白藜芦醇可以有效修复心肌细胞因糖尿病所产生的损害。另外，何首乌中的蒽醌类物质具有降低胆固醇、降血糖的作用，同时还可减少动脉粥样硬化斑块的形成。

用法用量 煎服，10～20克/次，或熬膏、浸酒，或入丸、散；外用，适量，煎水洗，研末撒或调涂。

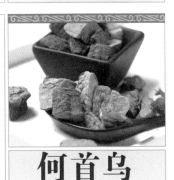

何首乌

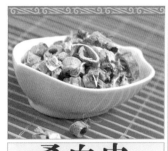

桑白皮

性味归经 味甘，性寒；归肺经。

降糖有理 桑白皮水提取物或丁醇提取物均有利尿作用，尿量及钠、钾离子和氯化物排出量均有增加。因此，桑白皮对糖尿病合并肾脏疾病患者有很好的效果，但对血脂无明显影响。

用法用量 煎服，9～15克/次，或入散剂；外用，适量，捣汁涂或煎水洗。

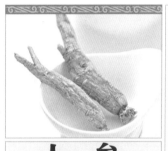

人 参

性味归经 味甘、微苦，性温；归脾、肺、心、肾经。

降糖有理 实验表明，人参既能降低饮食性高血糖，又能升高胰岛素引起的低血糖。

用法用量 煎服，3～10克/次，大剂量服用可至10～30克/次，宜另煎兑入；或研末，1～2克/次；或敷膏；或泡酒；或入丸、散。

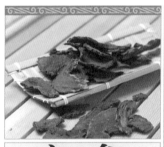

玄 参

性味归经 味甘、苦、咸，性寒；归肾、肺、胃经。

降糖有理 现代医学研究显示，玄参的水浸出液、流浸膏能降低动物血糖。玄参还能升高正常人红细胞胰岛素总结合率及最高结合率，可缓解糖尿病病情。

用法用量 煎服，9～15克/次，或入丸、散；外用，适量，捣敷或研末调敷。

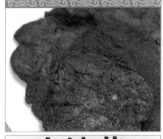

生地黄

性味归经 味甘、苦，性微寒；归心、肝、肾经。

降糖有理 生地黄不仅可以调节糖代谢紊乱，也可以调节生理性高血糖状态。另外，其对血压有双向调节作用。

用法用量 煎服，10～15克/次，大剂量服用可至30克/次，或可熬膏，或入丸、散，或浸润后捣绞汁饮；外用，适量，捣敷。

性味归经 味甘、淡，性平；归心、肺、脾、肾经。

降糖有理 研究人员选择60岁以上2型糖尿病患者13例，每人每天给予茯苓50克，将其制成馒头，分早、晚食用，共食用7天，测定实验前后空腹与餐后血糖，结果显示，茯苓对2型糖尿病患者具有一定的降糖效果。

用法用量 煎服，10~15克/次；或入丸散。

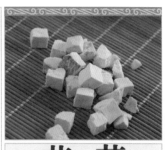

茯 苓

性味归经 味苦，性寒；归心、肝、胃、脾、胆、大肠经。

降糖有理 黄连主要含小檗碱及其衍生物，实验表明，小檗碱可通过糖原异生或促进糖酵解产生降糖作用。

用法用量 煎服，1.5~3克/次，或研末，每次0.3~0.6克，或入丸、散；外用，适量，研末调敷，或煎水洗，或熬膏。

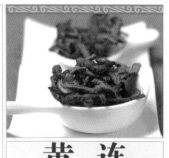

黄 连

性味归经 味苦、辛，性平；归肺经。

降糖有理 桔梗具有扩张血管、降血压、降血糖、降胆固醇等作用。实验表明，兔灌胃桔梗水或醇提取物200毫克/千克可使血糖下降，水提取物的降糖曲线与灌胃25~50毫克/千克甲苯磺丁脲相似。

用法用量 煎服，3~10克/次，或入丸、散；外用，适量，烧灰研末敷。

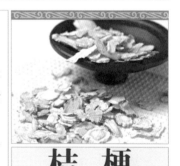

桔 梗

性味归经 味甘，性寒；归肺、肝、肾经。

降糖有理 实验表明，地骨皮对血清总胆固醇和甘油三酯均有显著的降低作用。地骨皮的煎剂、浸剂、酊剂以及注射剂具有降压作用。地骨皮对糖尿病合并高血压、高血脂有很好的疗效。

用法用量 煎服，9~15克/次，或入丸、散；外用，煎水含漱、淋洗，也可研末撒或调敷。

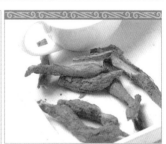

地骨皮

甘露消渴胶囊

组成 熟地黄、生地黄、党参、菟丝子、黄芪、麦冬、天冬、玄参、山萸肉、当归、茯苓、泽泻等。

●麦冬

用法用量 口服，每次1.8克，每天服用3次。

主治功效 滋阴补肾，益气生津。主治2型糖尿病。药理试验表明，本品对四氧嘧啶所致的高血糖小鼠及肾上腺素所致的高血糖大鼠，有明显的降糖作用。

参芪降糖片

组成 人参茎叶皂苷、五味子、山药、生地、麦冬等。

用法用量 口服，每次8片，每天3次。

主治功效 益气养阴，滋脾补肾。主治2型糖尿病，症见烦渴引饮、口干舌燥、乏力、尿频量多、消谷善饥、身体渐瘦、舌质红而干、苔薄黄、脉细无力。

特别叮咛 实热者禁用。

糖脉康颗粒

组成 黄芪、生地黄、丹参、赤芍、葛根、淫羊藿等。

用法用量 口服，每次5克，每天3次。

主治功效 益气养阴，活血化瘀。主要用于防治2型糖尿病气阴两虚夹瘀者，对防治糖尿病慢性并发症也有一定作用。

特别叮咛 忌食辛辣、刺激、肥甘厚味之品；孕妇慎用。

糖尿乐

组成 山药、黄芪、生地黄、山萸肉、枸杞子、五味子、知母、葛根、红参、鸡内金、天花粉。

用法用量 口服，每次3~4粒，每天服3次，温开水送服。

主治功效 益气养阴，生津止渴。适用于气阴两虚型糖尿病，症见口渴喜饮、消食易饥、消瘦肢乏、腰酸耳鸣、尿频量少或尿甜、舌质红、脉数无力。

特别叮咛 忌辛辣、刺激、肥甘厚味的食品。

●枸杞子

消渴丸

组成 葛根、黄芪、生地黄、天花粉、玉米须、南五味子格列本脲（每丸含0.25毫克）。

用法用量 口服，每次5～15丸（每丸0.25克），每天2～3次。

主治功效 滋肾养阴，益气生津。主治2型糖尿病气阴不足，症见烦渴、口干舌燥、尿频量多、消谷善饥、身体渐瘦、舌质红、苔薄黄或苔少、脉滑数或弦细数。

特别叮咛 因本药含有格列本脲，故服用本品时严禁加服格列本脲。伴有严重肝肾疾病（肾功能衰竭、肝硬化等）的患者不宜服用。妊娠糖尿病、糖尿病酮症酸中毒、胰岛素依赖型糖尿病患者均不宜服用。饭前30分钟服用。

六味地黄丸

组成 熟地、山茱萸、山药、茯苓、泽泻、牡丹皮。

用法用量 口服，每次1丸（每丸重6克），每天2次。

主治功效 滋补肝肾。适用于轻、中型糖尿病属肝肾阴虚，症见尿频量多、浊如脂膏、口干欲饮、形体消瘦、五心烦热、腰膝酸软、舌质红、

舌体瘦而干、苔少或薄白、脉细或细数等。

特别叮咛 忌食辛辣、刺激、肥甘厚味之品；消化不良、脾虚便溏者不宜服用此丸。

石斛夜光丸

组成 石斛、羚羊角、枸杞子、决明子、黄连等。

用法用量 口服，每次1丸（每丸9克），每天2次。

主治功效 滋阴补肾，清肝明目。适用于糖尿病合并视网膜病变、白内障者，症见尿频量多、浊如脂膏、口干欲饮、形体消瘦、五心烦热、腰膝酸软、视物模糊、舌红无苔、脉虚细数等。

特别叮咛 忌食辛辣、刺激、肥甘厚味之品。

玉泉丸

组成 葛根、天花粉、地黄、五味子、甘草、麦冬。

用法用量 口服，剂型为浓缩丸，每10丸重1.5克，每次60粒（9克），每天4次。

主治功效 生津止渴，清热除烦，益气和中。适用于轻、中型糖尿病属

阴虚燥热者，症见烦渴引饮、口干舌燥、尿频量多、消谷善饥、舌质红而干、苔薄黄或苔少、脉滑数或细数。

特别叮咛 此药需长期坚持服用，部分患者有胃肠道反应。忌辛辣，有实热者忌服。

降糖舒片

组成 人参、生地黄、熟地黄、麦冬、刺五加、丹参、牡蛎、五味子、荔枝核等。

用法用量 口服，剂型为片剂，每片0.3克，每次4～6片，每天3次。

主治功效 滋阴补肾，益气生津。适用于2型糖尿病无严重并发症者。症见口渴欲饮、多食易饥、尿频量多、神疲乏力、面色不华、舌质红或淡红、苔白、脉沉细。

特别叮咛 1型糖尿病及有严重并发症者不宜服用。

知柏地黄丸

组成 知母、黄柏、生地黄、山茱萸、牡丹皮、泽泻、茯苓、山药。

用法用量 口服，每次1丸，每天2～3次。

主治功效 滋阴降火。适用于阴虚火旺之糖尿病，症见烦渴引饮、口干舌

燥、尿频量多、消谷善饥、舌质红而干、苔薄黄或苔少、脉滑数或细数。

特别叮咛 忌食辛辣、刺激、肥甘厚味、油腻之品。

白僵蚕丸

组成 白僵蚕等。

用法用量 口服，轻者每次1克，每天3次；重者每次2克，每天3～4次。

主治功效 滋阴活血，降糖。主治阴精亏虚兼有瘀血型糖尿病，症见尿频量多、浊如脂膏、口干欲饮、形体消瘦、面色晦暗、舌质红或暗，或舌下青筋紫暗怒涨、苔薄白或少苔、脉细数或沉涩或结代。

特别叮咛 忌食辛辣、刺激、肥甘厚味之品。

大补阴丸

组成 熟地黄、知母、黄柏、龟板、猪脊髓。

用法用量 口服，每次9克，每天2次。

主治功效 滋阴降火。适用于阴虚火旺型糖尿病，症见烦渴、口干舌燥、尿频量多、消谷善饥、舌质红、苔薄黄或苔少、脉滑数或弦细数。

特别叮咛 忌辛辣、刺激、肥甘厚味。脾胃虚弱者不宜服用。

第 四 章

适合『三高』人群的经穴疗法

中医认为，经络为气血运行的主要通道，气血输注于体表的特定孔隙为穴。通过按摩、刮痧、拔罐等方法刺激经穴，可以对全身的各个系统进行调理。在治疗『三高』方面，经穴疗法也有独特的作用，并能产生良好的效果。

高血压人群的经穴疗法

　　按摩疗法可以促进血液循环，调整微血管的收缩和舒张作用，可辅助改善高血压患者的头痛、眩晕等自觉症状。另外，按摩可以缓解大脑的紧张程度，有利于血压下降。

特效穴位

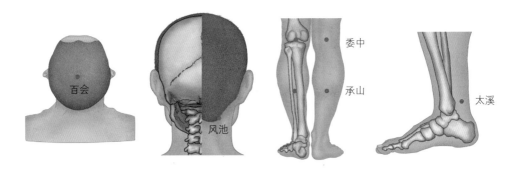

百会

风池

委中

承山

太溪

操作方法

◎**揉风池**：两手抱头，两拇指分别置于脑后风池穴，稍用力做向内向上按揉各32次，以局部有酸胀感为度。

◎**梳头皮**：坐位，两手掌心置于头前额，用五指指腹稍用力向上梳理头皮（图①），渐次移动过头顶向下至后枕部，往返操作5～8遍（图②）。

◎**叩巅顶**：坐位，两手十指微屈分开，然后用指端轻轻叩击头顶部并逐渐移至后枕部，如此往返操作5～8遍（图③）。

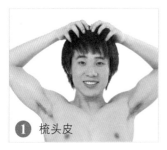

❶ 梳头皮

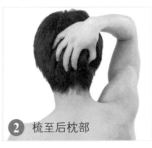

❷ 梳至后枕部

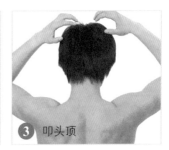

❸ 叩头顶

◎**揉百会：**坐位，闭目静息，用单手食指或中指指腹按揉头顶百会穴1分钟，以酸胀感为度。

◎**畅气机：**右手虚掌置于右乳上，适当用力拍击并渐横向左侧移动，往返8次（图④）；再以右手掌紧贴乳上方，横向用力往返摩擦32次（图⑤）；然后将两手贴于对侧乳上方（图⑥），再将虎口置于腋下，由上沿腰侧向下至髂骨来回推擦，以热为度（图⑦）。

◎**捶腰脊：**坐位或站立位，两手握空拳，用拳眼轻轻捶击腰脊两侧，上起腰上段，下至骶部，往返32次（图⑧）。

◎**拿委中、承山：**坐位，两下肢屈曲，用双手拇指与中指相对用力拿委中、承山各1分钟，拿承山时，配合拿腓肠肌数次，效果更好。

◎**揉跟腱：**坐位，先将右下肢屈曲放置于左大腿上，用左手拇指与食指相对用力揉捏小腿跟腱（图⑨），并按揉踝关节两侧的昆仑和太溪半分钟，然后转动踝关节，顺时针、逆时针各16次。再换脚操按揉左下肢跟腱，方法相同。

◎**展胸腰：**站立位，双手十指交叉，同时翻掌向上撑至头顶最大限度，然后深吸气，同时身体随之后仰；呼气时上身前俯，并将交叉的双手下按至最低点。整个过程中，膝关节须挺直，两脚并拢且要踏稳，重复操作8次。

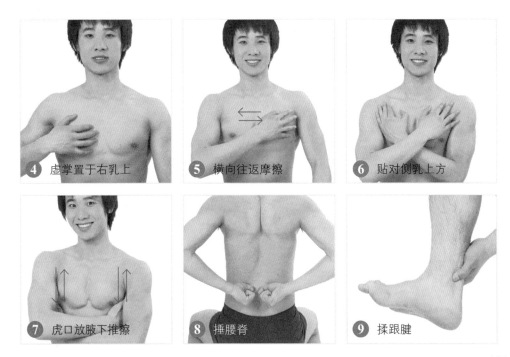

④ 虚掌置于右乳上　　⑤ 横向往返摩擦　　⑥ 贴对侧乳上方

⑦ 虎口放腋下推擦　　⑧ 捶腰脊　　⑨ 揉跟腱

高血压手部按摩疗法

特效穴位及反射区

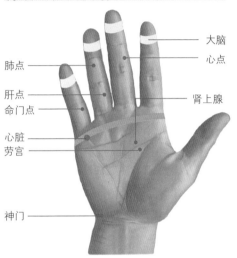

肺点
肝点
命门点
心脏
劳宫
神门

大脑
心点
肾上腺

右手掌

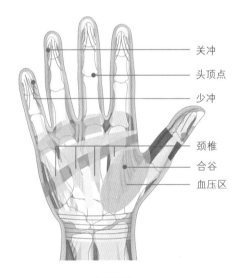

关冲
头顶点
少冲
颈椎
合谷
血压区

左手背

操作方法

手是一个全息元，刺激相应的穴位可调整相应组织器官的功能，改善其病理状态，从而起到防病治病、强身健体的作用。

◎中指或按摩棒点按内关、合谷各2~3分钟，力度由轻到重（图①、图②）。

◎用拇指指腹按揉大脑反射区3~5分钟。

◎点按手部头顶点、命门点、肝点、心点、肺点各1~2分钟，以局部有酸胀感为佳（图③）。

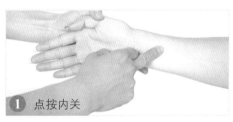

❶ 点按内关

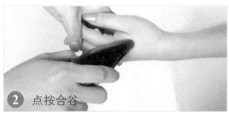

❷ 点按合谷

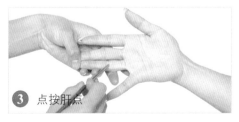

❸ 点按肝点

◎用食指或拇指点揉或点按劳宫、神门、少冲、关冲等穴各3~5分钟，注意力度要适中（图④）。

◎用拇指指腹按揉手部肾上腺、心脏反射区各3~5分钟。

◎用食指刮压血压区、颈椎反射区各3~5分钟。

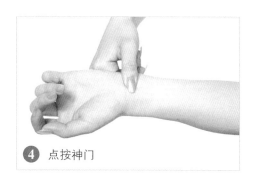

④ 点按神门

高血压足部按摩疗法

特效穴位及反射区

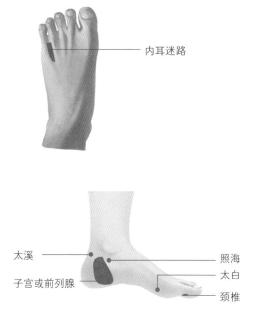

内耳迷路

太溪
子宫或前列腺
照海
太白
颈椎

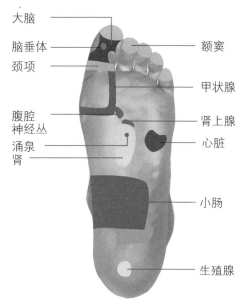

大脑
脑垂体
颈项
额窦
甲状腺
腹腔神经丛
肾上腺
涌泉
心脏
肾
小肠
生殖腺

操作方法

◎用单手食指按揉甲状腺反射区72次。

◎按压大脑、额窦、心脏、肾上腺等反射区各30次，力度应该由轻到重，但也不可用力过猛（图①）。

◎用拇指推压位于足部的颈项、颈椎等反射区各48次。

◎按揉位于足部处的内耳迷路、生殖腺等反射区，力度由轻到重，各50次（图②）。

◎单手食指指间关节按揉位于足部的脑垂体、小肠等反射区各50次（图③）。

◎用拇指或按摩棒点揉两侧涌泉穴3~5分钟，注意用力稍重，以被按摩者感觉酸痛为宜（图④）。

◎用食指或拇指按揉太溪、照海、太白等穴3~5分钟，注意力度要适中。

◎双手食指扣拳，刮压腹腔神经丛反射区50~100次。

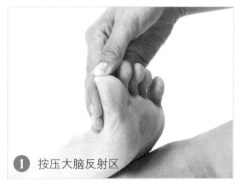

❶ 按压大脑反射区

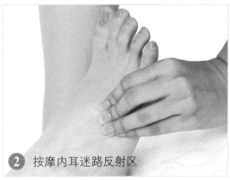

❷ 按摩内耳迷路反射区

足部按摩注意事项

◎按摩各个反射区之前，可用手指及手掌轻手法摩擦所有部位，不仅可以扩张足部血管，加速血液、淋巴液循环，还可以放松紧张情绪。

◎局部皮肤感染、溃烂、出血性疾病、急性传染病、肺结核活动期、急性心肌梗死、肝坏死等危重症者禁用足部按摩。

◎按摩的频率要适度，力度要适中，不可忽轻忽重，忽快忽慢。

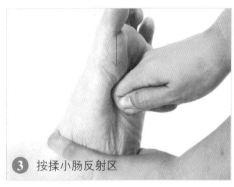

❸ 按揉小肠反射区

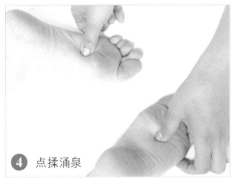

❹ 点揉涌泉

高血压头面部按摩疗法

特效穴位

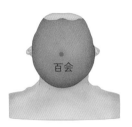

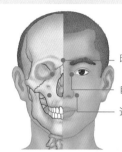

印堂
睛明
迎香

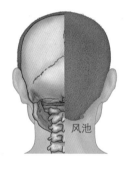

风池

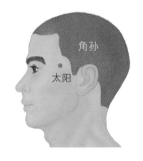

角孙
太阳

操作方法

◎患者取坐位，自上而下用推法推桥弓（胸锁乳突肌），先推左侧，后推右侧，每侧约1分钟（图①）。

◎患者取坐位，用一指禅推法，从印堂直线向上到发际，往返4～5次（图②）；再从印堂沿眉弓至太阳，往返4～5次（图③）；然后从印堂到一侧睛明，绕眼眶辅助治疗，两侧交替进行，每侧3～4次（图④）。时间约4分钟。

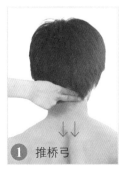

1 推桥弓

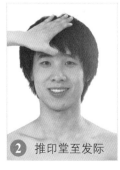

2 推印堂至发际

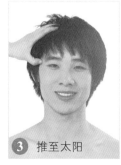

3 推至太阳

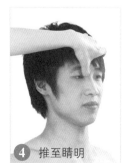

4 推至睛明

135

◎从一侧太阳揉至另一侧太阳，往返3～4次（图⑤）；再在头侧胆经循行部位，自前上方向后下方辅助治疗，每侧20～30次（图⑥）；然后用抹法在前额（图⑦）及面部辅助治疗（图⑧），配合按角孙（图⑨）、睛明（图⑩）、太阳。时间约3分钟。

◎头顶部用五指拿法（图⑪），至颈项部改用三指拿法（图⑫），沿颈椎两侧拿至大椎两侧，重复3～4次，配合点按百会、拿风池（图⑬、图⑭）。

◎最后回至面部用抹法自前额至迎香往返操作2～3次（图⑮）。

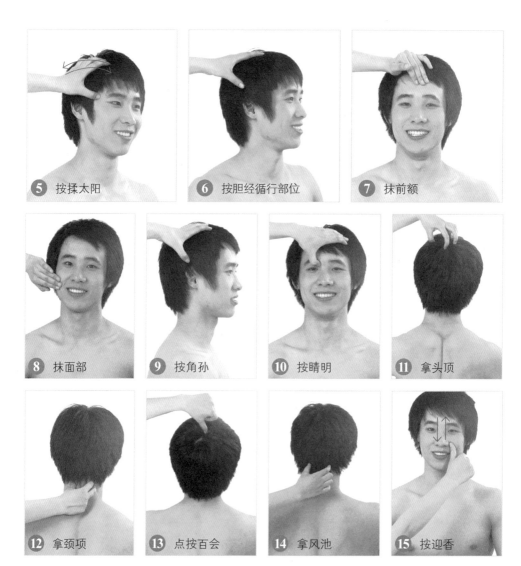

⑤ 按揉太阳　⑥ 按胆经循行部位　⑦ 抹前额

⑧ 抹面部　⑨ 按角孙　⑩ 按睛明　⑪ 拿头顶

⑫ 拿颈项　⑬ 点按百会　⑭ 拿风池　⑮ 按迎香

高血压耳部按摩疗法

特效穴位

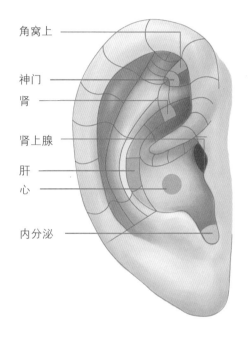

角窝上

神门

肾

肾上腺

肝

心

内分泌

操作方法

◎双手点掐或点揉角窝上、肝、肾、心、神门、肾上腺、内分泌反射区各10次，以患者能耐受的力度为宜（图①、图②）。

◎双手拇指自上而下揉按耳背5~10次，揉至红润为止。

◎把小颗粒状的六神丸、王不留行籽或莱菔子等，用小块医用胶布固定在肝、心、肾上腺、肾、内分泌、神门等耳部反射区上，每天按揉5~7次，每次每个反射区用时2~3分钟。

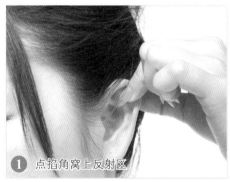

❶ 点掐角窝上反射区

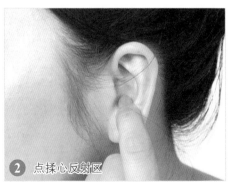

❷ 点揉心反射区

经常按摩外耳及鼓膜的好处

专家指出，经常用手按摩耳郭，并轻轻地用掌心向内耳挤压或用手指不停地挤压耳屏，可以对鼓膜起到很好的保健作用，应该经常练习。

拔罐疗法是中医常用的一种辅助改善疾病的方法，它可以通过吸拔特定的经络、穴位，牵拉神经、肌肉、血管以及皮下的腺体，来调节血管舒张、收缩功能和血管的通透性，从而改善局部血液循环，对降低血压具有一定的辅助治疗功效。

特效穴位

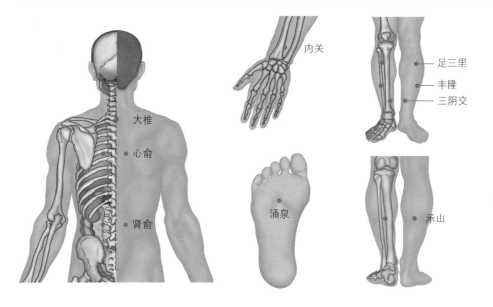

操作方法

以上穴位中，大椎、心俞、肾俞为主穴，其他穴位为配穴。每次选用主穴1~2个，配穴3~4个。患者取合适体位，采用单纯拔罐法，留罐10~20分钟。每天1次，7~10次为1个疗程（图①、图②、图③、图④）。

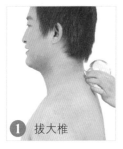

❶ 拔大椎

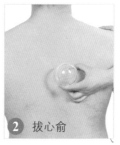

❷ 拔心俞

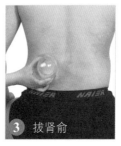

❸ 拔肾俞

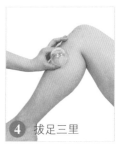

❹ 拔足三里

穴位贴敷对病程较短的早中期高血压患者辅疗效果好，对严重的高血压也能起到缓解作用。其方法简便，疗效可靠，体弱多病、不宜多服降压药或久服不能耐受者可尝试这种方法。不过，穴位贴敷主要适用于原发性高血压，对其他原因引起的高血压效果一般。

另外，在接受辅助治疗期间，一定要采取健康的饮食方式，同时力求劳逸结合，保证足够的睡眠，并适当参加力所能及的体育活动。

足部贴敷法

特效穴位

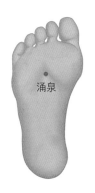

涌泉

贴敷方法一

材料： 吴茱萸10克，白菊花、白芥子各5克，冰片1克，生蒜瓣5个，醋（或生姜汁）适量。

做法及用法： 将吴茱萸、白菊花、白芥子、冰片共研细末，生蒜瓣捣烂，用醋或生姜汁调成糊状，睡前贴敷双足涌泉穴，用胶布固定，晨起除去，连用10天为1个疗程。

贴敷方法二

材料： 桃仁、杏仁各12克，栀子3克，胡椒7粒，糯米14粒，鸡蛋1个（取蛋清）。

做法及用法： 将上述材料全部捣烂，加鸡蛋清1个调成糊状，分3次于睡前敷足心涌泉穴。

贴敷方法三

材料： 川牛膝、川芎各100克，吴茱萸、蓖麻子各50克，牛黄5克，醋适量。

做法及用法： 分别将上述药物研末，蓖麻子捣成泥另装备用，其余4味混合装配，首先将药末用醋调成糊状，同蓖麻子糊摊在油纸上，做成直径0.5厘米、厚度0.5厘米的小饼，然后将药饼贴在双足涌泉穴上，用胶布固定。每天1次，10次为1个疗程。共治疗3个疗程，每个疗程间隔3~4天。

神阙贴敷法

特效穴位

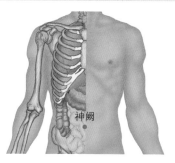

神阙

贴敷方法

材料：葛根、夏枯草、黄柏各10克，生山楂5克。

做法及用法：将上述各药共研细末，每次10克填满神阙穴，外贴伤湿止痛膏固定，每3天换药1次，5次为1个疗程。

腹部及四肢贴敷法

特效穴位

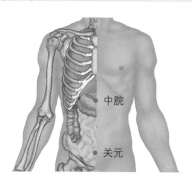

中脘

关元

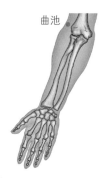

曲池

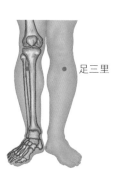

足三里

贴敷方法

材料：明矾、莱菔子、决明子、泽泻、钩藤各10克，川芎5克，醋（或生姜汁）适量。

做法及用法：将上述各药共研细末，用醋或生姜汁调成药糊，睡前敷双侧足三里、曲池、中脘、关元等穴，用胶布固定，晨起除去，连用10天为1个疗程。

🌀 贴敷疗法的注意事项

进行贴敷疗法之前要先对局部皮肤进行消毒，可用75%的酒精做局部皮肤擦拭，也可用其他消毒液洗净局部皮肤，然后敷药，以免发生感染。

高血脂人群的经穴疗法

按摩可以减少皮下脂肪的积聚，加快脂肪的代谢和吸收，对消化系统、内分泌系统、神经体液代谢、糖代谢等都具有双向调节作用。脂肪组织间隙的血管很少，借助频繁的手法按摩，能促进毛细血管的再生、减少脂肪中的水分，加速脂肪组织的"液化"及利用，其手法以推法、拿法等为主。

特效穴位

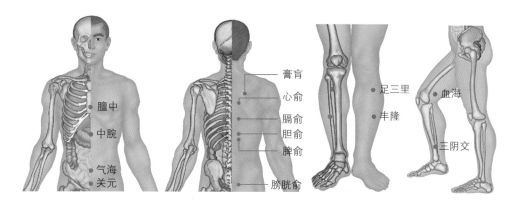

膻中
中脘
气海
关元

膏肓
心俞
膈俞
胆俞
脾俞
膀胱俞

足三里
丰隆

血海
三阴交

操作方法

◎用拇指指腹按压中脘，力度稍轻（图①）。

◎用拇指指腹按揉气海，做环状运动。注意力度要适中，可反复操作（图②）。

◎用双手拇指指腹用力按压足三里，或者手掌打开，握住腿部，用单手拇指按压此穴，力度可稍稍大一些。每天2次，每次5分钟（图③）。

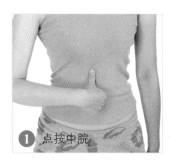

❶ 点按中脘

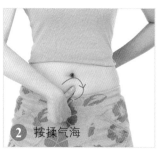

❷ 按揉气海

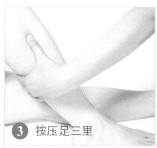

❸ 按压足三里

◎用拇指指腹用力按压三阴交，每天2次，每次5分钟左右（图④）。

◎以左手中指揉按右侧膏肓约1分钟，再换右手揉按左侧膏肓1分钟，双手交替进行按摩。

◎拇指揉按血海约3分钟。

◎用拇指或中指按揉丰隆穴，约3分钟。

◎以左手拇指揉按右侧心俞约1分钟，再换右手揉按左侧心俞1分钟。

◎以左手拇指揉按右侧胆俞约1分半钟，再换右手揉按左侧胆俞1分半钟。

◎双手拇指在脾俞上转圈按揉，50～100次（图⑤）。

◎手掌贴在脾俞，在膀胱俞之间来回摩擦5～7次。

◎用按摩器具顺时针按揉膻中2～5分钟（图⑥）。

◎以拇指点按膈俞2分钟（图⑦）

◎顺时针按揉关元1～2分钟（图⑧）。

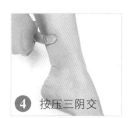

4 按压三阴交

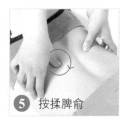

5 按揉脾俞

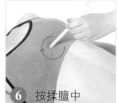

6 按揉膻中

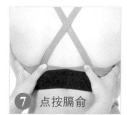

7 点按膈俞

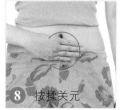

8 按揉关元

高·血·脂·手·足·头·耳·按·摩·疗·法

高血脂手部按摩疗法

特效穴位

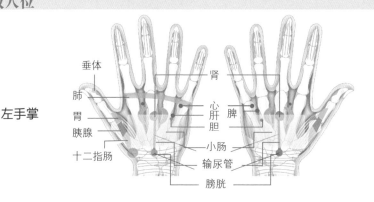

左手掌　　垂体　　肺　　胃　　胰腺　　十二指肠　　肾　　心　肝　胆　脾　小肠　输尿管　膀胱　　右手掌

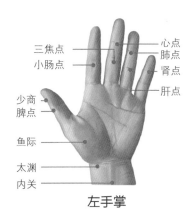

左手掌

三焦点
小肠点
少商
脾点
鱼际
太渊
内关

心点
肺点
肾点
肝点

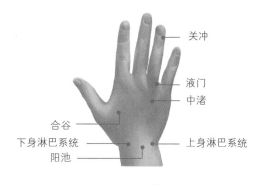

右手掌

关冲
液门
中渚
合谷
下身淋巴系统
阳池
上身淋巴系统

操作方法

◎按摩者洗净双手，用拇指端点按或用牙签后端点按手部的合谷、中渚、液门、关冲、阳池、内关等穴，每个穴位点按2~3分钟，以患者感觉局部有疼痛感为宜（图①）。

◎用按摩棒点按脾点、心点、肾点、三焦点、肝点、小肠点等，每点点按2~3分钟，以患者局部有热胀感为宜（图②）。

◎按摩者选择性点按或推按患者的肾、输尿管、膀胱、垂体、十二指肠、小肠、上下身淋巴系统等反射区，各反射区点按或推按1~2分钟，以患者可以耐受为度，推按速度为每分钟30~60次，至患者局部有明显的酸胀感为佳。

◎点按心、肺、脾、胃、肝、胆等反射区各2分钟，注意力度要适中（图③、图④）。

◎用点按法按摩少商、鱼际、太渊各1分钟。

◎用点掐法按摩手部胰腺等反射区1分钟。

◎用拇指和食指分别在合谷穴上松紧捏按，各约3分钟，以患者局部有酸胀感为宜。

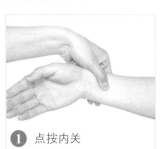

❶ 点按内关

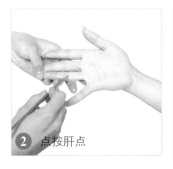

❷ 点按肝点

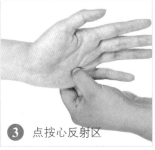

❸ 点按心反射区

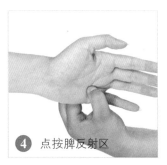

❹ 点按脾反射区

高血脂足部按摩疗法

特效穴位及反射区

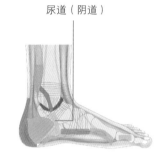

尿道（阴道）

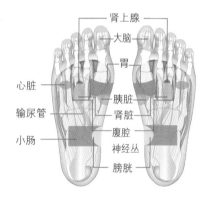

肾上腺
大脑
胃
心脏
胰脏
输尿管
肾脏
小肠
腹腔
神经丛
膀胱

右脚掌　　　左脚掌

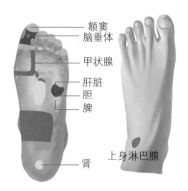

额窦
脑垂体
甲状腺
肝脏
胆
脾
肾
上身淋巴腺

操作方法

◎用单手食指扣拳推压尿道反射区，20～30次，逐渐用力，以患者局部有酸痛感为宜。

◎用拇指指腹推揉肾脏反射区，每回推揉30次，力度以患者可以承受为度，并以其局部有胀热痛感为宜（图①）。

◎用食指扣指按揉大脑反射区约50次，逐渐用力，以患者局部有胀痛感为佳，也可用艾条灸大脑反射区（图②）。

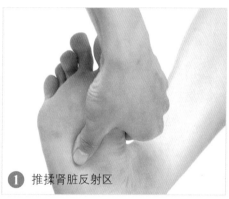

❶ 推揉肾脏反射区

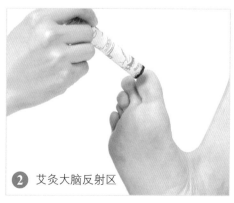

❷ 艾灸大脑反射区

◎用拇指推按膀胱反射区，每次推按2分钟。

◎用单食指扣拳或用拇指按压足部的小肠、额窦等反射区各50次（图③、图④）。

◎用单食指扣拳按揉位于足部的上身淋巴腺反射区50次。

◎一手握足另一手食指扣指按揉脑垂体反射区30次（图⑤）。

◎用单指扣拳按压胃反射区2分钟（图⑥）。

◎按压肾上腺反射区2分钟。

◎以J型推按甲状腺反射区，左右脚各5分钟（图⑦）。

◎用力揉按脚部的肝脏反射区30～60秒（图⑧）。

◎按摩者以顺时针或逆时针方向，按揉胰脏反射区30～60秒（图⑨）。

◎用力揉按右脚的胆反射区30～60秒。

◎推两脚输尿管反射区1分钟，力度由轻到重，逐渐加大，以患者可以耐受为度，并至其感到局部酸胀时为止。

◎顺时针或逆时针揉按脚部的心反射区1分钟，注意力度要适中，以患者可耐受为准，每分钟按揉速度为20～30次，直到患者感到局部有微痛感为止，可每天进行1次，也可隔天进行1次。

◎用牙签束点按腹腔神经丛反射区2分钟（图⑩）。

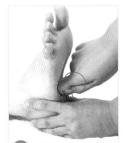

❸ 扣压小肠反射区

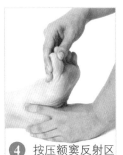

❹ 按压额窦反射区

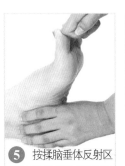

❺ 按揉脑垂体反射区

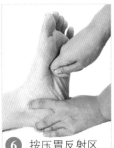

❻ 按压胃反射区

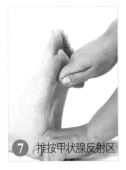

❼ 推按甲状腺反射区

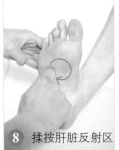

❽ 揉按肝脏反射区

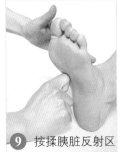

❾ 按揉胰脏反射区

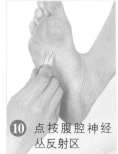

❿ 点按腹腔神经丛反射区

高血脂头面部按摩疗法

特效穴位

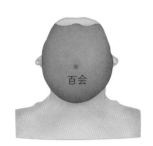
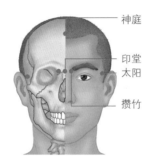
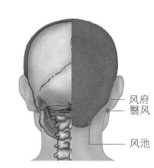

百会

神庭

印堂
太阳

攒竹

风府
翳风

风池

操作方法

◎拇指指腹由印堂推至神庭，两拇指交替推按30次。

◎双手拇指螺纹面自攒竹向两侧分推太阳，再逐渐向上推至发际，持续2～4分钟。

◎以食、中、无名、小指指端扫散头侧部20～30次，以耳上和耳后部穴位为主，以达到局部微痛感为度。

◎食指指腹从前额正中抹向两侧太阳，并按揉太阳穴5～10次（图①），再沿耳后下推至颈部，点按翳风、风池、风府各1～2分钟，以患者局部有酸胀感为宜（图②）。

◎五指拿捏头顶，至头后部时改为三指拿捏法，然后拿捏项部，持续5～10次。

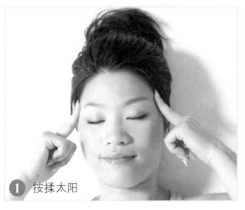

❶ 按揉太阳

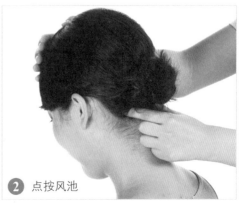

❷ 点按风池

高血脂耳部按摩疗法

特效穴位及反射区

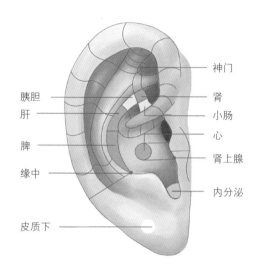

神门

肾

小肠

心

肾上腺

内分泌

胰胆

肝

脾

缘中

皮质下

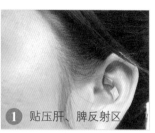

① 贴压肝、脾反射区

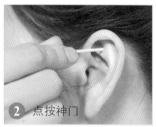

② 点按神门

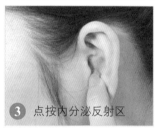

③ 点按内分泌反射区

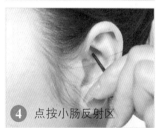

④ 点按小肠反射区

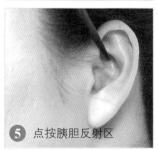

⑤ 点按胰胆反射区

操作方法

◎每次从上述穴位及反射区中取2~4个，将王不留行籽1粒，置于0.5厘米×0.5厘米的方形胶布上，贴敷于穴位及反射区处，用食指、拇指捻压至局部有酸沉麻木或疼痛感为佳，每天4~6次。每次贴一侧耳，两耳交替，每次贴敷2天，每周贴敷2次，10次为1个疗程。疗程间隔5~7天。按揉时力度应轻柔，如皮肤敏感或正值夏季，可适当缩短贴压时间，以免损伤皮肤（图①）。

◎用手持牙签点按神门反射区20~30次（图②）。

◎用食指指腹点按内分泌反射区30次（图③）。

◎用按摩棒点按小肠、胰胆反射区各20~30次（图④、图⑤）。

刮痧疗法具有通经活络的作用，刮拭相关穴位，可以健脾利湿，促进体内血液、水液的代谢和运行，从而辅助改善高脂血症患者的症状。

特效穴位

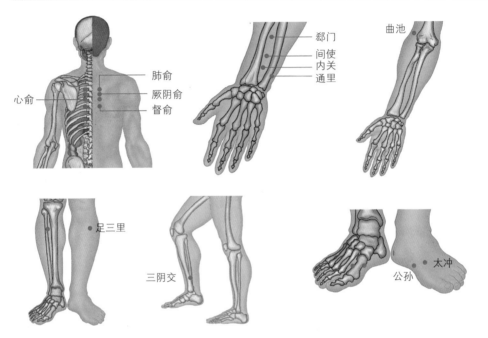

心俞　肺俞　厥阴俞　督俞　郄门　间使　内关　通里　曲池　足三里　三阴交　太冲　公孙

操作方法

患者取坐位，施术者手持刮痧板或刮痧勺，先刮背部的肺俞（图①）、心俞、督俞（图②）、厥阴俞（图③），然后刮手臂部的郄门、间使、内关（图④）、通里、曲池，最后刮腿部以及脚部的足三里、三阴交、太冲、公孙。刮痧时要找准穴位点和敏感点，力度要因人而异，以患者能忍受的限度为宜。

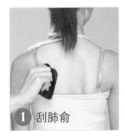

❶ 刮肺俞

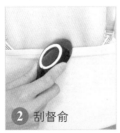

❷ 刮督俞

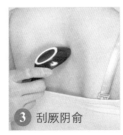

❸ 刮厥阴俞

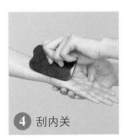

❹ 刮内关

拔罐可以调节血液循环和体内新陈代谢，促进人体血液与组织间的物质交换，能够有效带走体内多余的脂肪，对辅助治疗高脂血症有很好的效果。

特效穴位

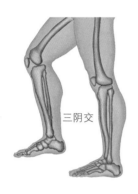

三阴交

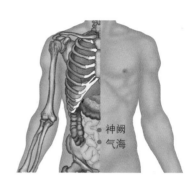

神阙
气海

操作方法

◎**拔三阴交：**患者取仰卧位，施术者对三阴交及周围皮肤进行润滑和消毒，选择适宜大小的火罐，迅速扣在三阴交处，留罐10分钟左右，然后起罐。每天1次，或隔天1次（图①）。

◎**拔气海：**患者取仰卧体位，施术者将罐扣于患者气海上，用力往外拉罐顶部的气管，透过抽气罐观察皮肤，以出现潮红或绛红色为度。每天1次（图②）。

◎**拔神阙：**患者仰卧，施术者对神阙部位皮肤进行润滑和常规消毒，选择适宜大小的火罐在神阙处吸拔，留罐15分钟左右。每天1次（图③）。

◎**拔肠区：**患者取仰卧体位，施术者对患者的肠区进行润滑和常规消毒，选择适宜大小的抽气罐，在肠区进行拔罐，留罐30分钟左右，然后起罐。每天1次(图④)。

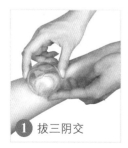

① 拔三阴交

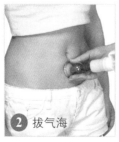

② 拔气海

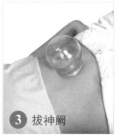

③ 拔神阙

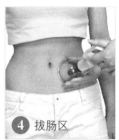

④ 拔肠区

149

糖尿病人群的经穴疗法

糖尿病全身按摩疗法

按摩疗法可以通过刺激腧穴、经络，调节胰岛素和肾上腺素的分泌功能，提高葡萄糖的利用率，从而降低血糖值，以达到辅助预防和缓解糖尿病的目的。

按摩腰背部

特效穴位

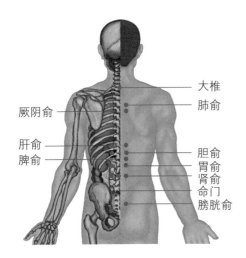

大椎
肺俞
厥阴俞
肝俞
脾俞
胆俞
胃俞
肾俞
命门
膀胱俞

操作方法

◎用掌下侧按摩背部并沿背部脊柱两旁自上而下反复操作5次（图①）。

◎按揉大椎、肺俞、厥阴俞、肝俞、胆俞、脾俞、命门、膀胱俞各穴50～100次，力度以患者感到胀痛为宜（图②）。

◎用力按压胃俞、肾俞各2分钟，力度由小到大直至患者感到酸胀为宜（图③）。

◎取坐位，两足下垂，宽衣松带，腰部挺直，以两手中指在肾俞上下加压按摩。再用手掌摩擦肾区各40次，再采用顺旋转、逆旋转的方法各摩擦40次（图④）。

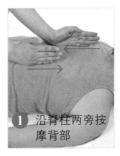

1 沿脊柱两旁按摩背部

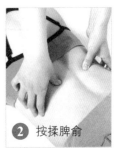

2 按揉脾俞

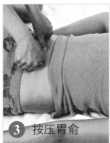

3 按压胃俞

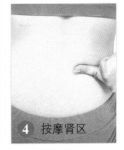

4 按摩肾区

按摩腰腹部

特效穴位

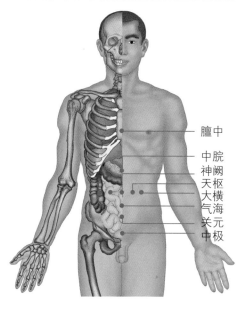

膻中
中脘
神阙
天枢
大横
气海
关元
中极

操作方法

◎用手掌的掌根沿一侧侧腰部用力推擦至对侧侧腰部，然后改用五指指腹勾擦回原处，按摩3分钟左右（图①、图②、图③）。

◎取卧位或坐位，双手叠掌，将掌心置于下腹部，以脐为中心，手掌绕脐顺时针按摩40圈，再逆时针按摩40圈（图④）。

◎揉中脘。中脘位置在正肚脐上4横指处。用拇指揉中脘1分钟左右，可补益脾胃（图⑤）。

◎按揉气海。气海位于肚脐与关元连线的中点。拇指点揉气海1分钟左右。可强壮全身，调理六腑，适用于

糖尿病诸症（图⑥）。

◎揉天枢。天枢位置在肚脐两旁两横

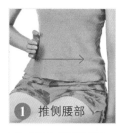
① 推侧腰部

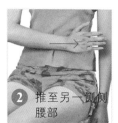
② 推至另一侧侧腰部

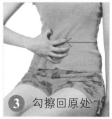
③ 勾擦回原处

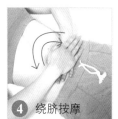
④ 绕脐按摩

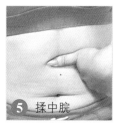
⑤ 揉中脘

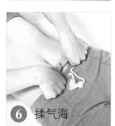
⑥ 揉气海

指处。用拇指点揉双侧天枢各1分钟左右，可补益脾胃，调理经脉，预防糖尿病（下页图⑦）。

◎双手自然交叉，两个手掌的掌根按在双侧大横上（大横穴的位置在肚脐两侧的4横指处），双手小指按在关元上关元位于肚脐下4横指处，双手拇指抵住中脘。找好位置后，轻轻下压腹部5分钟左右。

151

◎按压膻中、神阙、气海、关元各穴位50～100次，以轻柔为宜（图⑧）。

◎紧贴腹部，自小腹部用力向上推擦任脉2分钟左右（图⑨）。

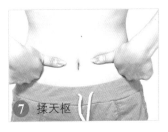
7 揉天枢

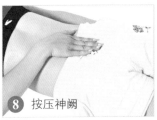
8 按压神阙

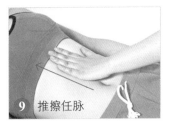
9 推擦任脉

按摩四肢

特效穴位

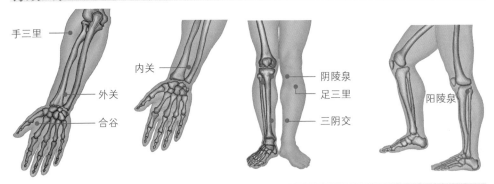

手三里
内关
外关
合谷
阴陵泉
足三里
三阴交
阳陵泉

操作方法

◎手法以直线做上下或来回擦法为主，可在手三里、外关、内关、合谷等穴位上各按压、揉动3分钟（图①）。

◎手法以直线做上下或来回擦法为主，可在足三里、阳陵泉、阴陵泉、三阴交等穴位上按摩。各按压、揉动3分钟（图②）。

◎用大拇指在内踝和跟腱处进行擦揉，每侧4分钟左右（图③）。

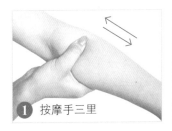
1 按摩手三里

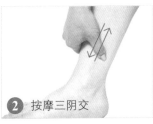
2 按摩三阴交

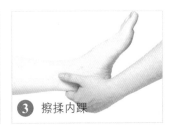
3 擦揉内踝

糖尿病手部按摩疗法

特效穴位及反射区

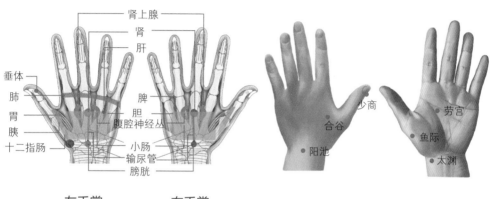

左手掌　　　　　右手掌

操作方法

◎点按合谷、少商、鱼际、太渊、阳池等穴各1分钟（图①、图②）。

◎推揉脾、肺、肾等反射区各1分钟。

◎揉按小肠等反射区各1分钟。

◎掐按劳宫50～100次。之所以要重点掐按劳宫，是因为此穴是辅助治疗体内瘀血的特效穴，反复刺激此穴，可改善全身的血液循环。

◎在胰、胃、垂体、肝反射区处各点按50～150次，力度适中，以患者稍有疼痛感为宜（图③）。

◎在肾上腺、输尿管、膀胱、十二指肠反射区各推压50～100次（图④）。

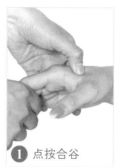

❶ 点按合谷

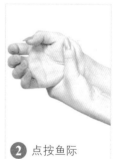

❷ 点按鱼际

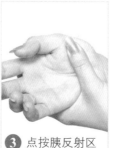

❸ 点按胰反射区

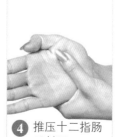

❹ 推压十二指肠反射区

糖尿病足部按摩疗法

特效穴位及反射区

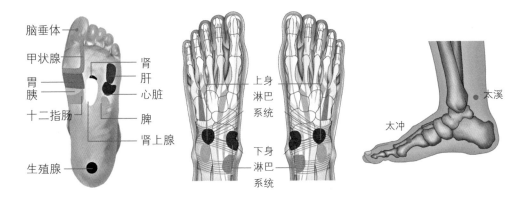

脑垂体
甲状腺
胃
胰
十二指肠
肾
肝
心脏
脾
肾上腺
生殖腺
上身淋巴系统
下身淋巴系统
太溪
太冲

操作方法

◎单指扣拳在肾反射区点按50～100次，以患者稍有疼痛感为宜。

◎在肾上腺反射区推压50～100次，以患者稍有酸胀为宜。

◎握足扣指按揉脑垂体反射区50次（图①）。

◎单手食指刮压生殖腺反射区50次（图②）。

◎用拇指按揉胰、甲状腺、胃、十二指肠（可采用艾灸法）等反射区各50次（图③）。

◎双手拇指捏指法按揉上、下身淋巴系统反射区各50次。

◎按摩涌泉。涌泉定位于足底（去趾）前1/3处，足趾跖屈时呈凹陷处。采用按压、揉擦等方法，左右手交叉进行，每穴各操作10分钟，每天早、晚各1次。可调节内分泌，降血糖。按摩手法也可借助足按摩器或钝性的物体进行自我按摩。

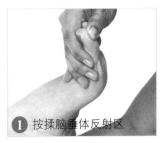

❶ 按揉脑垂体反射区

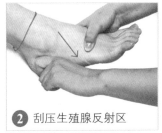

❷ 刮压生殖腺反射区

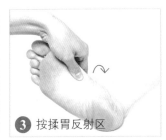

❸ 按揉胃反射区

154

糖尿病头面部按摩疗法

特效穴位

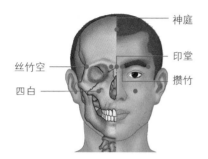
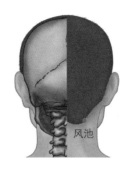

神庭

印堂

丝竹空

攒竹

四白

风池

操作方法

◎按揉太阳30～50次，力度以患者感到酸痛为宜。

◎按揉印堂100次，力度适中。

◎分推攒竹至两侧太阳穴30～50次。

◎用双手拇指桡侧缘交替推印堂至神庭穴30～50次，力度适中，可反复操作，直到患者稍有温热感为止。

◎拿捏风池穴，以患者局部有轻微的胀痛感为宜。

◎四指并拢分抹前额至头两侧，反复操作2分钟。

◎食指指腹按揉睛明、四白各1分钟（图①、图②）。

◎用拇指指腹按揉四神聪各穴，逐渐用力，按揉2分钟，以患者感到局部酸胀为佳。

◎拇指置于头顶前部，其余四指指端扫散头侧部，左右各30次，也可用梳子梳头来代替。

◎五指由前向后拿捏头顶，至后头部改为三指拿捏法，顺势由上向下拿捏颈项部，反复操作3～5次。

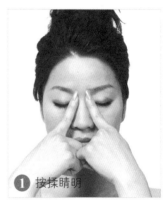

❶ 按揉睛明

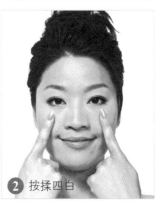

❷ 按揉四白

糖尿病耳部按摩疗法

特效穴位及反射区

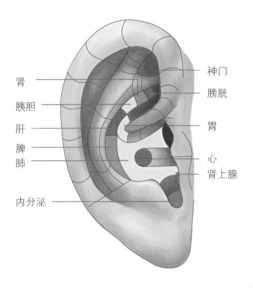

肾
胰胆
肝
脾
肺
内分泌

神门
膀胱
胃
心
肾上腺

操作方法

◎棒揉耳部内分泌、肾、胰胆、肝反射区各6分钟，频率以每分钟90次为佳，力度轻缓柔和（图①）。

◎食指按压胰胆反射区1~2分钟。

◎捏揉内分泌反射区1~2分钟。

◎点揉心反射区1~2分钟（图②）。

◎食指揉肾反射区1~2分钟。

◎按压肝反射区1~2分钟（图③）。

◎食指揉肺反射区1~2分钟。

◎食指揉胃反射区1~2分钟。

◎揉膀胱反射区1~2分钟。

◎搓摩耳郭3分钟。

◎从上述肾、神门、肝、肺、胃等反射区或穴位中取2~4个，将王不留行籽1粒，置于0.5厘米×0.5厘米的小方胶布上，贴敷于耳穴上，用食指、拇指捻压至酸沉麻木或疼痛为佳。每天按压3~5次，每次贴一侧耳，两耳交替。每次贴敷2天，每周贴敷2次，10次为1个疗程，疗程间隔5~7天。因糖尿病患者皮肤破损不易愈合，所以按揉时应轻柔，如皮肤敏感，应缩短贴压时间，以免损伤皮肤（图④）。

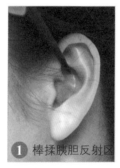

1 棒揉胰胆反射区

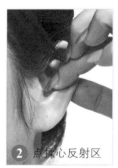

2 点揉心反射区

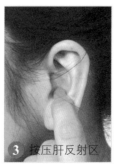

3 按压肝反射区

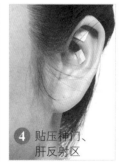

4 贴压神门、肝反射区

刮痧疗法具有调理脾胃、平肝降火、清心补肾的作用，刮拭相关穴位，可以改善糖尿病多饮、多食且消瘦的症状。

特效穴位

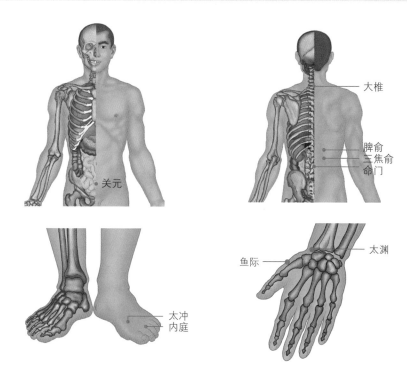

操作方法

刮大椎、脾俞、命门、三焦俞、关元、太渊、太冲、内庭、鱼际等。力度要适中，以刮出痧点为宜（图①、图②、图③、下页图④~图⑧）。

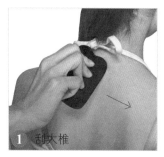

1 刮大椎

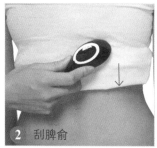

2 刮脾俞

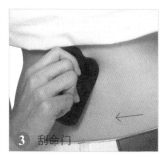

3 刮命门

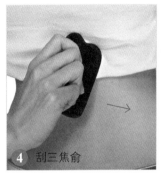

4 刮三焦俞

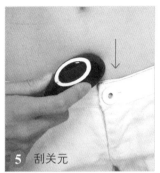

5 刮关元

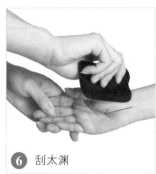

6 刮太渊

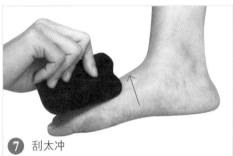

7 刮太冲

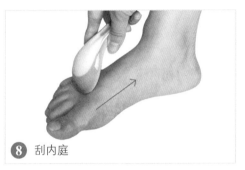

8 刮内庭

注意事项

◎要根据病人的阴阳、表里、虚实、寒热情况采取相应的补泻方法。

◎任何病症先刮大椎，再刮其余不适的部位。

◎尽量避风，防止空调、电风扇、对流风吹刮痧部位。

◎不要使用其他的代用品刮痧（如塑料品、瓷器等）。

◎刮痧后，会使汗孔扩张，3小时内不要洗澡。

◎头部、面部不必抹油，保健刮可着衣刮拭，治病出痧，必须使用专用的刮痧油。

◎保健刮痧，不必抹油，不必刮出痧来，从头到足每个部位、每条经脉都刮拭8次（背部请家人帮忙）每天3～10分钟，自然达到强身健体、调节免疫的目的。

◎刮痧不必强出痧。

◎怕疼的人采用无痛刮痧法进行刮痧，先热敷再刮痧，以减少疼痛。

◎刮完在痧退后再刮痧，平时可以补刮，以加强退痧的作用。

◎刮痧后喝一杯热（温）开水，以补充体内消耗的津液，促进新陈代谢，加速代谢产物的排出。

拔罐疗法是通过对人体局部或经络穴位进行有效刺激，使毛细血管扩张、皮肤充血，进一步引起局部或全身的积极反应，从而达到缓解症状的目的。

特效穴位

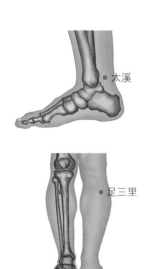

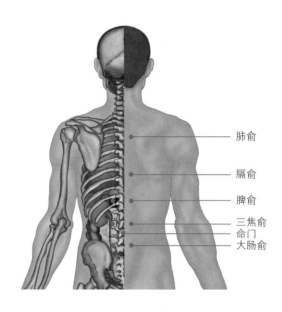

操作方法

◎**拔足三里**：患者取坐位，也可取仰卧位，由他人代为拔罐。先用润肤油在膝盖下面足三里处涂抹，在充分润滑后，将火罐迅速罩在足三里穴位上，留罐10分钟。每天1次（图①）。

◎**拔太溪**：坐位或仰卧位，由他人代为拔罐。先用润肤油在踝区内侧太溪穴处进行涂抹，在充分进行润滑后，将火罐迅速罩在太溪穴上，留罐10分钟。每天1次（图②）。

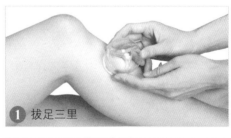

❶ 拔足三里

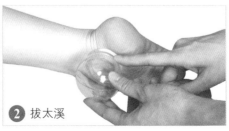

❷ 拔太溪

◎**拔脾俞：**患者取舒适体位，施术者先用润肤油在脾俞处进行涂抹，在皮肤充分润滑后，将火罐迅速罩在脾俞上，留罐10分钟左右，然后起罐。每天1次或隔天1次（图③）。

◎**拔肺俞：**患者取俯卧位，露出背部，施术者先将润肤油均匀地涂抹于肺俞处，然后将火罐迅速罩在肺俞处，注意力度要均匀，以皮肤出现红色瘀点为宜。隔天1次（图④）。

◎**拔命门：**取俯卧位，施术者将罐吸拔在命门上，大火罐吸力较强，每次留罐10分钟左右为宜，小火罐吸力较弱，每次留罐15分钟左右为宜，然后起罐。每天1次（图⑤）。

◎**拔大肠俞：**患者取俯卧体位，露出背部皮肤，施术者先将润肤油均匀地涂抹于大肠俞部位，然后将火罐迅速罩在大肠俞上，注意力度要适中，不宜过大。留罐10～15分钟后，起罐，隔天1次（图⑥）。

◎**拔膈俞：**患者取坐位或俯卧位，露出背部。施术者先对皮肤进行润滑处理以及常规消毒后，把气罐吸拔于膈俞处，留罐15分钟，然后把罐起下。每天1次或隔天1次（图⑦）。

◎**拔三焦俞：**患者取俯卧位，露出背部。施术者先将润肤油均匀地涂抹于三焦俞部位，然后将罐吸拔在三焦俞处，留罐10～15分钟。注意每次选一侧穴，两侧轮流拔，每天1次，10次为1个疗程（图⑧）。

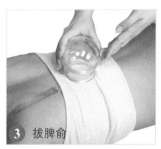
③ 拔脾俞

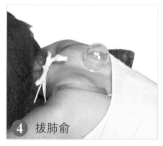
④ 拔肺俞

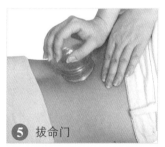
⑤ 拔命门

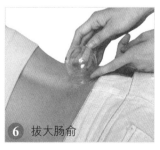
⑥ 拔大肠俞

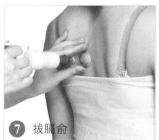
⑦ 拔膈俞

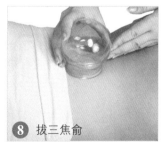
⑧ 拔三焦俞

贴敷疗法是利用药物渗透、经络外治的原理，使药物渗透到经络和内脏，提高机体免疫力，调节人体自身胰岛素的生成，从而可达到辅助改善糖尿病的目的。

脐部贴敷法

特效穴位

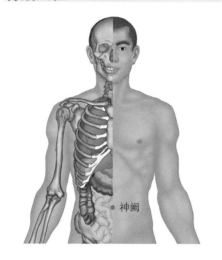

神阙

贴敷方法一

材料：生石膏5克，知母2克，生地黄、炙甘草、玄参各1克，黄连0.3克，粳米少许。

做法及用法：上药加工成散剂，贮瓶备用。先将脐周消毒干净，再将适量药放入神阙穴中，盖以药棉，外用胶面封固；每5～7天换药1次，每6次为1个疗程。

贴敷方法二

材料：石膏、知母各50克，炙甘草、玄参各10克，生地黄、党参各6克，黄连3克，天花粉2克，粳米少许，盐酸二甲双胍40毫克。

做法及用法：将前9味共研细末，制成粉剂，贮瓶备用；每次取上述粉剂250毫克，加盐酸二甲双胍混匀，贴于神阙穴，上盖以药棉，外用胶布固定。每3～5天换1次。此方法对病症轻、病程短的糖尿病患者有良效。

贴敷方法三

材料：生黄芪、黄精、太子参、生地黄、玄参、葛根、天花粉、淮山药各30克，麦冬、五味子、山萸肉各20克。

做法及用法：将天花粉、淮山药浓煎取汁，将其余药物研末，再将药汁与药粉调成糊状。将适量药糊敷于脐部，外用塑料薄膜、胶布固定；每1～2天换药1次，4周为1个疗程。

161

贴敷方法四

材料： 石膏30克，黄连、麦冬、芒硝各10克，天花粉、淮山药各60克。

做法及用法： 将前4味药一起研末，后2味药水煎取浓汁，药汁调药末成糊状；将适量药糊敷于脐部，外用塑料薄膜、胶布固定。每1~2天换药1次，4周为1个疗程。

贴敷方法五

材料： 生白萝卜、鲜藕各适量，天花粉30克。

做法及用法： 将天花粉研末，生白萝卜、鲜藕捣汁后调天花粉末成糊状；将适量药糊敷于脐部，外用塑料薄膜、胶布固定。每1~2天换药1次，4周为1个疗程。

贴敷方法六

材料： 生石膏、知母、淮山药、葛根、苍术各10克，生地黄、黄芪各12克，炙甘草3克，玄参7克，天花粉、黄连各9克，醋适量。

做法及用法： 上药共研细末，贮瓶备用；临用时取药粉适量，用醋调成糊填在脐中，按紧，外以棉花覆盖，胶布固定，边缘要粘紧，不要漏气。每2~3天换药1次，6次为1个疗程。

贴敷方法七

材料： 生地黄、天花粉、醋各适量。

做法及用法： 将上药研末混匀，用醋调成糊状填于肚脐，外贴伤湿止痛膏固定。每1~2天换药1次。

腹背贴敷法

特效穴位

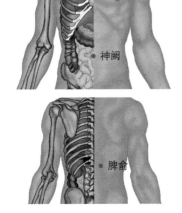

神阙

脾俞

贴敷方法

材料： 生黄芪、玄参各15克，生淮山药、天花粉各20克，生石膏、知母、丹参、细辛、生大黄各10克，葛根30克。

做法及用法： 上药共研细末，取适量加凡士林制成药膏，贴敷在神阙和双侧脾俞穴上，用胶布固定；隔天换药1次，12次为1个疗程，一般治疗6~8个疗程。

第 五 章

『三高』人群日常起居防治法

在这一章中，我们将全面介绍『三高』患者在日常起居方面应该注意的一些重要事项。

『三高』患者在日常生活中要做到起居有度，某些不良的生活习惯或者行为举止很可能会带来相当大的危险，因此，需要大家格外小心。

高血压人群日常起居注意事项

自测血压与体重

高血压患者应利用电子血压计一天多次自测血压，掌握更多的血压信息，在医生指导下，随时调整用药品种及剂量，保持血压长期平稳。

肥胖是高血压的主要致病因素。体重的轻重和血压的高低呈正相关的关系。也就是说体重越重，高血压的发病率也就越高。据有关资料显示，肥胖者高血压的患病率为正常体重者的2～6倍。近年来发现70%的高血压发生于肥胖患者。超体重的高血压

● 高血压患者家中应备一台体重秤，以便随时了解自己的体重，并将体重控制在正常范围内。

患者应努力减肥，这是肥胖型高血压患者降压的最佳办法。高血压患者家中还应备有一台体重秤，经常测一下自己的体重有没有增加。若体重增加，就及时通过控制饮食、运动来减重，不要等体重过高时再减肥，就很难了。

定期体检不容忽视

高血压患者每年都应该做1～2次全面的身体检查。除一般体检项目，如血脂全套，空腹血糖，肝、肾功能全套（血肌酐、血尿酸），电解质，心电图，胸部X线检查及血、尿、大便常规外，还要测定餐后2小时血糖、尿微量蛋白定量，做肾上腺、心脏B超，必要时同步测定血胰岛素及做颈动脉血管超声检查、24小时动态血压监测等。及早发现各种疾病及血压控制程度，以便更好地进行治疗。平时有胸闷症状者，可做24小时动态心电图监测或心电图平板运动试验，必要时做冠状动脉CT或导管造影术检查。及早发现冠心病，尤其是中年人，避免发生猝死的悲剧。

每天早起不匆忙

现代人从起床到上班的时间总是匆匆忙忙，这对保持稳定的血压不利。如果睡到快要上班才起床，光是慌慌张张地起床就会让血压上升，接着是在胃还没有"醒来"时就开始用餐，狼吞虎咽导致消化不良，早餐没时间吃则会营养不均衡。没时间上厕所会导致便秘，结果是要使劲地排便，导致血压又上升。如果每天早上都这么匆忙，实在很危险。出门后的动作太过慌张也不好，跑步到公交站会让血压上升，担心上班迟到或者等公车时的焦虑也会让血压升高。解决这些严重的压力，只需要早起半个多小时而已。为自己预留充分的时间，起床后用10分钟洗脸，10分钟换衣服，20分钟吃早餐，20分钟看新闻，还要留出上厕所的时间，如果还能加上做体操、慢跑等放松身心的时间就更为理想了。

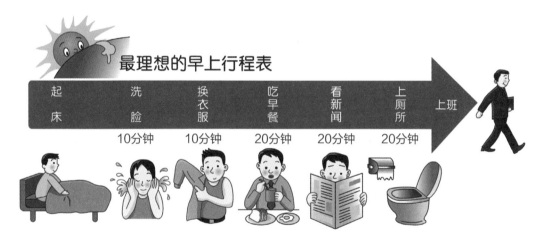

最理想的早上行程表

起床	洗脸	换衣服	吃早餐	看新闻	上厕所	上班
	10分钟	10分钟	20分钟	20分钟	20分钟	

早上起床不要猛，平静片刻后再下床

据观察，脑卒中多发生在夜间，而最危险的时候是在睡醒起床的一瞬间。这是因为早上醒来后立即起床活动，会导致心脑血管供血不足，尤其是老年人交感神经调节速度缓慢，很容易发生危险。

所以，建议高血压患者早上醒来后先在床上躺一会儿，伸伸懒腰，再坐起来，靠在床头静待一会儿，等血压稳定了再下床。

保持大小便通畅

大小便是人体新陈代谢、排除废物的主要方式，大小便是否正常，直接关系到高血压患者的健康。

保持大便通畅

现代医学研究发现，食物残渣久滞肠道，并由肠道细菌发酵腐败，产生有害气体和毒物，这些毒物从肠道吸收，进入血液，可造成人体自身中毒症状。

因此通便对健康是十分重要的。现实生活中，常有高血压患者由于大便不畅，大便时用力过度，导致脑卒中等意外情况发生。

保持大便通畅首先要从饮食入手，饮食要多样化，多食新鲜蔬菜、水果有利于通便；其次要养成按时排便的习惯，切忌有便强忍；再者是排便时不宜用力过猛，否则易引起血压升高。

有便秘的患者，可做保健按摩来通便。方法是：在晚上睡前或早上起床后做按摩，先将两手掌摩擦生热，把左手掌放在右手背上，右手掌放在上腹部心窝处，先由左向右旋转按摩15次；然后由右向左旋转15次，依上法在脐部左右旋转按摩15次；然后在下腹部依上法左右旋转按摩15次，做完上、中、下腹部的按摩后，再从心窝部向下推，直至耻骨联合处，做20次左右。在做的时候，将肛门收缩数10次，此外还可辅以药物治疗，收效更好。

不要憋小便

对高血压患者而言，小便的通利是非常重要的，因为小便不利，水钠潴留，是血压升高的一个重要原因。在治疗高血压的药物中，其中有一类就是利尿降压药。

保持小便通畅首先要从饮食入手，做到少食、素食，食久后饮、饮必待渴等，是保持小便清利的重要方法。

其次要及时排尿，不要强忍不解，久忍小便可致排尿时淋漓不尽或尿时疼痛。有一种"排尿性晕厥"的病症，即在排尿时由于血管舒张和收缩障碍，造成一过性脑供血不足而导致的突然晕倒，其原因与排尿时过度用力、体位的突然改变有关。因此，高血压患者要注意及时排尿，才能防止意外事件的发生。

保证充足睡眠

睡眠对人类生活的重要性就如给蓄电池充电一样。对于高血压患者来说，充足的睡眠是最好的药。研究发现，高血压患者白天血压上升，睡眠过程中血压下降20%~50%，甚至可恢复正常。

睡眠时间要有保证

睡眠时血压可降低，故而高血压患者平时要保证充足睡眠。每天至少要睡7~8小时，最好是早睡早起，充足的睡眠可保证血压维持在一个相对稳定的状态。

睡前不做不利睡眠的事情

睡前不与人争论问题，不参与竞技性娱乐活动（如棋类、牌类比赛）等。睡觉前不谈论使人容易生气或兴奋的话题。同时注意，睡前不能生气、思虑过度、话语太多或者看刺激性的电视节目等，否则都会使精神紧张兴奋，思想活跃，从而影响入睡。

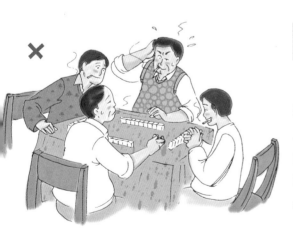

● 睡觉之前不宜进行过度激动的活动，如打麻将，否则不利于入眠。

选择合适的枕头

一般而言，枕头的高度以躺卧时头与躯干保持水平为宜。枕头高度在6~9厘米时，能获得高质量的睡眠。正常人7个颈椎的排列，呈向前弯曲的生理曲线，睡眠时，也要求适应这个生理弯曲。

过高的枕头破坏了这种平衡，仰卧时枕头过高，就如站立时低头位，因颈部过于弯曲，会压迫颈动脉，妨碍其血液循环。对中老年人来说，因脑部血液流通不畅，易形成脑血栓。但是如果枕头太低，头部的血管会充血，从而产生发晕、发胀的感觉，或面部水肿。高血压患者不宜用过低枕头，以免头部充血，更易失眠。

睡枕硬度要适中，过硬睡起来不舒服，过软头埋在枕头里也不好。

避免长久站立

在自然条件下，四足类动物很难染上高血压，而灵长类动物却例外。人体血管的应力反应是有一定限度的，如果一昼夜站立时间超过16小时，动脉血管的应力反应就会加大心脏负荷。

人的一生中，这种应力反应的机制是逐渐形成的，与年龄成正比关系。当这种应力反应机制调节功能因长期紧张而发生失控时，就有可能发生高血压。

因此，既要主张每天有一定的运动量，也要提倡保证一定时间的静坐和平卧休息。

躺下休息，不仅是为了恢复体力和脑力，也是为了让血管张力得到休息。高血压患者站立时间每天不要超过16小时，休息时可采取卧位，哪怕是5~10分钟也是有益的。坐位时可把双腿抬高，增加回心血量，每次15~20分钟，这对长期从事站立或行走工作的高血压患者很有好处。

劳逸结合很重要

过度疲劳是高血压患者的最大敌人之一，过度疲劳的高血压患者易引发脑卒中。所以，应科学地安排生活，做到劳逸结合，防止因工作、文娱活动、家务劳作或外出等过度疲劳而加重病情。

放松精神莫紧张

研究表明，人在应激状态下的情绪反应对血压会有不同程度的影响。如焦虑时以收缩压升高为主，愤怒和敌意时则会引起舒张压升高。另外，愤怒还会导致血液中去甲肾上腺素浓度升高，而强制压抑敌意或愤怒情绪时，血液中去甲肾上腺素和肾上腺素浓度均会增高。

总之，压力是原发性高血压的重要因素之一，个体处于压力下的应激状态时，开始只是血压阵发性升高，经过数月或数年的血压反复波动，最终就会形成高血压病。

压力导致高血压的原理

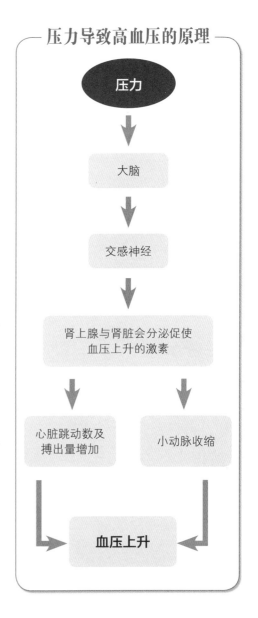

压力

↓

大脑

↓

交感神经

↓

肾上腺与肾脏会分泌促使血压上升的激素

↓   ↓

心脏跳动数及搏出量增加   小动脉收缩

→ 血压上升 ←

远离噪声伤害

从物理学观点看，噪声是指强度和频率变化均无规律的、杂乱无章的、不悦耳的声音。从心理生理学观点看，不论是物理学的噪声还是乐声，凡是干扰人们工作、学习、思维、休息、睡眠以及语言交谈的声音都可视为噪声。随着现代工业的发展，噪声污染日益严重，已成为一大公害。

研究表明，超过90分贝的噪声就可使心跳加快，血管收缩，血压升高，甚至导致心律失常。长期生活在噪声环境中，会对神经系统产生不良刺激，让交感神经处于长期极度的紧张状态，是高血压发生的危险因素。对于高血压患者来说，噪声可加重病情的发展，促使病情恶化。噪声影响睡眠，干扰心血管系统的调节，血压发生波动，这些对高血压患者都是极为不利的。噪声引起的情绪变化也可以加重高血压的病情，因此，高血压患者应对噪声做好相应的防护措施。有条件的，在患病期间，应选择安静舒适的环境养病。

人对噪声的感觉

音量（分贝）	大致感觉
0~20	很安静
20~40	安静
40~60	一般
60~80	吵闹
100~120	难受
120~140	痛苦不安

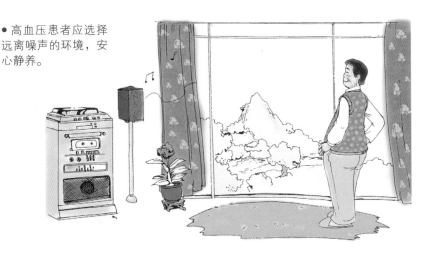

● 高血压患者应选择远离噪声的环境，安心静养。

衣着方面有讲究

众所周知，大脑皮质的过度紧张是高血压发生和发展的重要因素。能够消除过度紧张的方法，除合理的休息、充足的睡眠之外，衣物的选择也是非常重要的。

衣着要柔软

衣着不适可引起烦躁、焦虑，从而导致血压升高，因此，建议高血压患者选择质地柔软的纯棉衣物，这种质地的衣物不但穿着舒适，而且不易引起静电，静电对血压也有影响。

衣着要宽松

高血压患者的衣着要强调"三松"：一是裤带宜松，最好不用收缩拉紧的皮带，宜用吊带式，以免压迫皮下血管，使血液阻力增大；二是衣领宜松，尽量不系领带，如必须系领带时应尽可能宽松；三是鞋带、衣领以及手腕扣夹的表带等，都是同样的道理，均须注意宜松不宜紧，以自然、舒适为度。

因为高血压与动脉粥样硬化常常伴随发生，而且动脉粥样硬化几乎涉及全身，其病理变化反应也是全身性的。衣着过分紧绷，则会进一步增加血液流动的阻力。为了维持人体正常的血液循环，心脏这个"动力泵"不

得不提高功率，血压也就随之增高。这种血压突然升高的结果，有时会产生严重的反应。

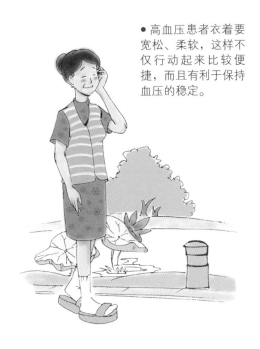

● 高血压患者衣着要宽松、柔软，这样不仅行动起来比较便捷，而且有利于保持血压的稳定。

气温对血压的影响

对于高血压患者来说，气温过高或气温过低都会产生不良影响。

寒冷对血压的影响

中国北方气温低，寒冷期长，南方气温相对高，寒冷期短。因此高血压发病率北方高于南方。有关脑卒中的发病规律表明在寒冷季节发病率明显增高，而高血压是脑卒中的首位危险因素。

人体在寒冷气候影响下，除代谢活动增强、产热增加等反应外，还有一个"冷适应"的过程。冷适应是一个复杂的自身生理生化调节过程，首先表现在交感神经—肾上腺系统作用增强，机体遇冷时，通过皮肤末梢到中枢的神经反射加快而使体内去甲肾上腺素浓度增高，耗氧量明显增加；其次是心血管反应，在受冷后，心率和心排血量会增加，导致呼吸加快，血压升高。

实验表明，手和面部受到冷刺激时，血压和心率明显升高，对于经过耐寒锻炼的人，收缩压上升较少，而不适应者上升则较多。所以，高血压患者，在秋冬季节，要注意保暖，如果不注意保暖，血压会发生很大的变化，对于老年高血压患者，有发生脑卒中的危险。对合并有心脏病的患者，由于耗氧量增加，则易诱发心绞痛及心肌梗死。因此，高血压患者应在平时注意进行冷适应训练，以适应气候的变化。

高温对血压的影响

在较热的环境中，心血管系统处于高度紧张状态。机体为适应散热和供氧的双重需要，心排血量会明显增加。同时，皮肤血管网高度扩张，内脏血管收缩，血液重新分配，心脏活动增强，提高了心排血量，使大量血液进入体表，导致重要的组织器官缺血、缺氧。

另外，在高温情况下，末梢血管紧张度降低，血压稍有下降。但如过长时间在高温下强行劳动，体力活动升压因素超过了高温的降压作用，则收缩压升高。对于高血压史长或老年高血压患者，由于其心血管调节能力的下降，在夏天炎热季节应减少活动量，尤其不适宜大运动量的锻炼。

温度对血压的影响

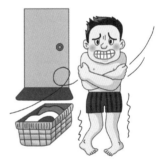

● 机体遇冷时，会导致神经系统及心血管反应，引起血压上升。

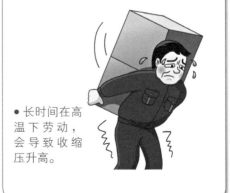

● 长时间在高温下劳动，会导致收缩压升高。

171

不要长时间趴伏

趴在床上看书或看电视对血压有影响。因为长时间趴伏，压迫腹部，不能深呼吸，从而引起血中氧分不足，致使血压升高，血管压力增高，容易造成脑血管破裂。因此，老年高血压患者禁止趴着看书和看电视。

旅游时的注意事项

旅游时要比平日生活中面临或承受更多的环境变换，加上旅途的劳顿、生活作息时间的调整，都会对血压产生影响，这对高血压患者无疑是一种挑战。所以，高血压患者在参加旅游前，要经过医生对其身体、年龄等情况做出综合性的评估，以决定能否参加旅游。旅游地点太冷或太热，太潮湿或太干燥，气候不稳定，都不适合高血压患者前往。除了要安排好旅游地点、方式、内容及行程，还要注意尽量简单、便利。衣食住行都要未雨绸缪，尽量接近平时生活。参加旅游团比个人外出更为适宜，外出时应将本人患高血压的简况记录卡随身携带，以备急用，万一出现紧急状况也可以得到及时救治。此外要带足药品，注意按时服用降压药，这对于舒张压高的人尤为重要。另外，如能随身携带轻便的血压计，随时观察血压变化则更好。

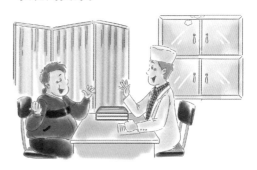

● 高血压患者外出旅游前要先咨询医生的意见。

🌀 温泉沐浴降血压

温泉沐浴不仅可以作为日常养生、保健之法，更可以用来缓解高血压症状。沐浴温泉能够促进人体新陈代谢、加速血液循环、增加人体对负离子的吸收，这些作用都有助于血压的降低。温泉沐浴辅助疗法尤其适宜风湿性高血压和肾性高血压患者，而合并心脏病的高血压患者则不适宜这种方法。另外需要注意的是，患者不能擅自采用温泉沐浴辅助疗法，对于是否适宜这种辅助疗法以及进行辅助疗法时的水质、水温、浴疗次数、适宜浴疗的季节、天气等问题都应该咨询医生意见，以免在温泉沐浴时发生不良反应。

高血脂人群日常起居注意事项

生活规律化

生活规律化是预防和治疗高脂血症的重要措施，每个人都应该根据自己的实际情况而践行之。有规律的生活能够使人注意力更加集中，消化功能增强，还有利于提高睡眠质量，改善疲劳状态，从而起到预防高脂血症的作用。相反，如果睡眠无保证，饮食不定时，工作负担过重，生活无一定规律，就会引起身体功能失调，体质下降，进而使高脂血症的症状恶化。所以说，生活规律化是降低血脂的重要条件。那么怎样才能保持规律的生活呢？最主要的是要根据自身的年龄、健康状况等特点，结合学习工作的要求，制订合理的生活作息制度，摒弃不好的生活习惯，把学习、工作、睡眠、进餐、社会活动等加以合理地分配和安排，并且持之以恒而不随意改动。

控制好睡眠时间

高脂血症患者的睡眠时间因不同年龄、不同营养状态而不同。睡眠不足或睡眠时间太长都对高脂血症患者不利。正常情况下，睡眠时间可在7～8个小时，大致是晚上22点睡觉，早上6点起床锻炼。年龄越大，睡眠的时间可逐渐减少。因此，那些每天睡眠时间超过8小时的人要减少睡眠。高脂血症患者要在条件许可的情况下，尽可能地增加活动量，以保证通过良好的劳逸安排，达到降低血脂的目的。

夏季应预防血液黏度升高

由于夏季气温高，出汗多，体内容易缺水，而老人对血液黏度的反应比较迟钝，不能及时补充水分，故而血液黏度容易升高。许多心血管疾病都与血液黏度增高有关，因此高脂血症患者要格外注意防护。血液黏度升高的早期信号有以下3点。

◎午饭后犯困，需要睡一会，否则全身不适。

◎蹲着干活气短。

◎阵发性视力模糊。

凡出现上述现象者，应及时采取下列措施。

◎**饮水：**起床后及餐前1小时饮水较好，千万不要等到觉得口干了再"豪饮"一番，每天饮水2000~3000毫升，以20~50℃的白开水或淡茶水最为理想。

◎**清淡饮食：**夏季要少吃动物内脏或脂肪，应以清淡素食为主，粗细搭配。

◎**生活要规律：**起居有常，注意休息，防止过度疲劳，避免紧张、忧伤等不良情绪刺激。

◎**及时检查：**到医院接受检查和治疗。

◎**适当锻炼：**从事夏季适宜的运动，如游泳、太极拳、散步等。

不要用饮料来代替水

高脂血症患者要及时补充水分，避免血液缺水状态。饮料不等于饮用水，饮料中含有糖，又添加了不少香精和色素，这些对身体都没有好处。如果长期饮用含咖啡因的碳酸饮料，会导致热量过剩，刺激血脂上升，增加心血管负担。咖啡因作为一种利尿剂过量饮用还会导致排尿过多，出现脱水现象。因此，高脂血症患者不要用各种饮料来代替饮用水。

防止便秘

高脂血症患者大多患有便秘。然而，高脂血症与便秘的关系较为复杂，可能由某些不良习惯而导致便秘，再由便秘引起高脂血症，也可能由高脂血症而使自主神经功能弱化，进而造成便秘。所以高脂血症患者有必要通过适宜的运动、饮食控制、多饮水等方式使粪便软化，进而排出体外。另外，要尽量使排便规律化，最好每天一次。分解的脂肪和杂物排出后会使人体产生轻松感，促进体内功能的正常运行，从而达到改善高脂血症的目的。

运动疗法要与饮食疗法互相搭配

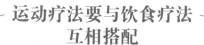

● 高脂血症患者要积极运动。

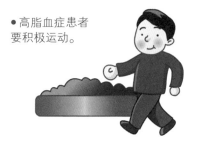

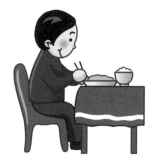

● 高脂血症患者要多摄取富含膳食纤维的食物。

坚持科学用药

患有高脂血症并经过严格饮食控制3～6个月后，血脂水平仍明显增高者，特别是中、老年人和有其他危险因素（如糖尿病、高血压和有心血管疾病家族史等）存在者，必须在接受药物治疗时，经专科医生综合分析病史后选择使用降脂药。

不能随便停药

高脂血症患者应坚持长期、合理用药，当血脂降到接近正常水平的期望值时，就应适当减少用药剂量，意思是长期小量维持治疗，而不是立即停药。这是因为高脂血症的发生除有外界原因，如饮食、运动等外，还有自身代谢、遗传等原因在体内长期影响着血脂。例如，胆固醇的产生约有80%来自体内小肠、皮肤和肝脏，仅有20%是由食物提供的，所以体内代谢等因素非常重要。

不少患者在治疗达标后，就停止了药物治疗，有的患者则是断断续续地进行治疗，这样均不利于此症的治疗。与高血压的治疗一样，目前的降脂方法只是治标，而不能治本。降低血脂虽不要求终身治疗，但在降脂治疗达到标准后，过早地停药，血脂水平就可能再度升高。因此，在治疗达标后，还应在医生指导下制订长久

的治疗计划以长期有效地控制血脂，使其维持在正常水平，切忌"三天打鱼，两天晒网"。

不宜使用降脂药物的患者

◎**活动性肝炎的患者不宜使用降胆固醇的药物**：这是因为这类降脂药物通过肝脏代谢，会加重对肝脏的损害。

◎**怀孕或哺乳期女性不宜使用降胆固醇药物**：孕妇服用这类降血脂药物可能有损胎儿发育，而且降血脂药物及其代谢产物可能经母乳分泌从而对婴儿产生不良反应，因此哺乳期女性不宜服用降脂药物。

◎**高龄患者及慢性病、恶性病患者**：70岁以上高龄的老年患者，以及慢性充血性心力衰竭、痴呆、晚期脑血管疾病或活动性恶性肿瘤的患者，都不宜采取药物降脂治疗。

水浴降血脂

水浴的基本作用有3个：温度刺激作用、化学刺激作用和机械刺激作用。它根据水的温度、水中所含物质及治疗方式的不同，可产生镇静、催眠、兴奋、发汗、退热、利尿、止痛、促进吸收、促进新陈代谢、运动机体等作用。对于单纯性高脂血症患者而言，水浴疗法可以提高脂肪代谢率，帮助脂肪排泄和消耗，但需要说

明的是，水浴疗法虽能降低血脂，但由于高脂血症患者多伴有其他疾病，所以在进行水浴疗法前，一定要先检查身体，对于高脂血症伴有高血压、冠心病、糖尿病等疾病的患者，要谨慎选用，最好先征求医生的意见，并在医生的指导下进行。

水浴疗法还需注意以下问题。

◎餐后半小时内不宜水浴，否则会影响食物的消化。

◎劳累或饥饿时不宜水浴，应稍事休息，吃点东西后再进行，以免在水中站立不稳。

◎大病初愈者不宜独自进行水浴，必须有人陪同，另外每次水浴时间不宜太长，10~20分钟足够，最好不要超过半小时。

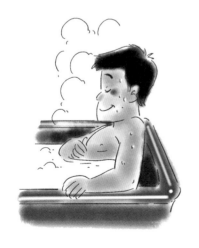

● 水浴疗法对单纯性高脂血症患者有一定的疗效。

谨慎进行冷水浴

冷水浴就是用5~22℃的冷水擦身、淋浴、浸身或冬泳。秋季的自然水温就是在这一范围内。

实践证明，冷水浴有助于防治高脂血症，但这种方式只适合健康人和单纯的高脂血症患者应用，而且要根据自身的情况量力而行，从夏入秋，循序渐进，不可间断。

冷水擦身一般不超过5分钟；冷水淋浴，当水温为15℃时，淋浴时间以2分钟为宜；冷水浸身要视水温而定。浴后应立即用干毛巾擦干身体，穿衣保暖，或稍做活动，促进全身血液循环，以使暖流传遍全身。

心理自疗法

做好打"持久战"的心理准备

高脂血症患者心理上一定要明确治疗高脂血症是一个长期的任务。有的人经过一段时间发现，对高脂血症的治疗没有明显的效果，就错误地认为"这种努力不值得付出"。其实防治高脂血症不是件容易的事情。要知道"冰冻三尺，非一日之寒"，高脂血症的形成不是短期致病因素导致的，要降低血脂当然要花费更长的时间。由于高脂血症会给人带来许多疾病，如果不努力防治高脂血症，最后就得去忍受更多的痛苦。

不要随便猜疑治疗方法

有的高脂血症患者使用某一种治疗高脂血症的方法，在短时间内没有起到明显的效果，就认为此法不可用而放弃。正确的做法是，首先应作认真的分析，判断无效的可能因素。其次，不妨再坚持一段时间，同时询问用过此方法的人的应用情况与效果，再作定夺。

保持积极、平和的心态

高脂血症患者的消极情绪对疾病的康复极其不利。不良情绪的典型表现为长吁短叹，愁眉不展，坐立不安，似乎将灾难临头，有的反复诉说内心的不祥预感，有的自我沉思、愣神，默默抑制痛苦的心情，有的自暴自弃，拒绝服药治疗。出现上述不良情绪主要是因为不了解高脂血症的病因及其可能的进展，所以高脂血症患者要积极向医生咨询与高脂血症相关的医学知识及护理方法，调整生活习惯，并积极配合医生的治疗，这样做是可以控制病程并使身体恢复健康的。所以，患了高脂血症也不用太担心，要相信：只要和医生全力配合就可以使身体恢复健康。

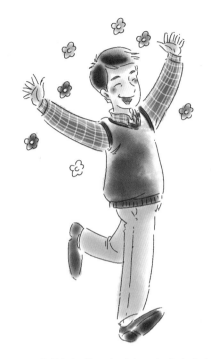

 乐观积极的心态对高脂血症患者来说是非常重要的。

🌿 耳聋可能与高血脂有关

现代医学研究证明，中老年人耳聋也可能与血脂增高密切相关。人体内耳耳蜗上的细胞，能感觉声波的振动使人听到声音。如果长期患有高脂血症，血液中过多的脂类就会沉积于血管壁上，脂质过氧化增加，直接导致内耳细胞损伤，同时导致内耳血管更加狭窄，发生供血障碍，造成内耳缺血、缺氧，从而导致耳聋的发生。

糖尿病人群日常起居注意事项

做好皮肤护理

糖尿病患者由于血糖较高，微血管壁受损，组织营养不良，导致皮肤的抵抗力下降，因此容易出现皮肤的感染，包括细菌、真菌的感染。而感染后又不易愈合，这为患者带来很大的痛苦。因此糖尿病患者必须做好日常的皮肤护理，具体来说需要做到以下几点。

预防皮肤病

糖尿病患者每天应注意检查和清洁皮肤，尤其要警惕新近出现的溃疡、红斑和皮肤破损并认真处理。还要勤洗澡，勤更换内衣。内衣要以棉质为好，要宽松、透气性好。要勤剪指甲，以免长指甲伤到皮肤，剪指甲时不要剪得太深，避免剪伤皮肤。

糖尿病患者如果出现皮肤真菌感染，要在医生的指导下，给予抗真菌的药物。如果出现皮肤的化脓性感染，如疖、痈等，不能自己挤压，要在医院就诊，进行换药，以免感染扩散。皮肤如果出现水疱，面积较小的可以用无菌纱布加压包扎，面积较大的可以到医院在无菌技术操作下，穿刺水疱减压后再包扎。

不要过分抓挠皮肤

在血糖控制不良时，高血糖会引发渗透性利尿，多尿会导致脱水，引起皮肤干燥，不仅足部皮肤易开裂，而且全身皮肤都会发干发痒，女性还会有会阴部皮肤瘙痒。此时不要过分抓挠，应该每天用温水冲洗，擦干后外涂止痒剂和相应的消炎药物；发现有脓包、疖肿等应及早就医。另外，糖尿病患者被蚊虫叮咬后也不可随意搔抓，可以使用花露水等止痒。

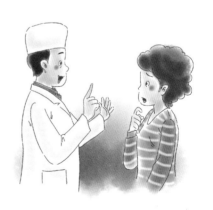

● 糖尿病患者要每天检查和清洁皮肤，如果出现真菌感染，要在医生指导下使用抗真菌的药物。

适度工作，劳逸结合

现代社会竞争激烈，工作压力大。长期的精神紧张或精神创伤可使升高血糖的激素分泌增加，胰岛素分泌减少，引起糖尿病。

糖尿病患者患病后，每天的工作时间和工作量也大多与未患病时相同，如果安排得恰当，适当的工作可以使疾病向有利的方面转化。而且适当的活动也可以起到降低血糖的作用。所以糖尿病患者经过适当调理，病情稳定后，可以像健康人一样正常的工作和劳动（当然要注意劳逸结合，不能过度劳累）。

糖尿病患者在选择工作时，也要考虑一些重要因素：尽可能地避免一些生活极不规律的职业；避免如果一旦发生低血糖有可能带来严重后果的职业，如高空作业或危险机械操作等。不过，糖尿病患者毕竟还是病人，所以糖尿病人单位的领导和一起工作的同事应对糖尿病要有一个正确认识，不要认为他们"胖乎乎的，能吃能喝，不像病人"，应该在工作上给予适当安排和必要照顾。最好工种和班次不要经常调换，使工作规律化。同时也不要把他们当成包袱，不使用，不培养。大量事实证明，有些人虽然患了糖尿病，仍能与健康人一样，为社会做出应有的贡献。

积极防治便秘

便秘对普通人来说大多只是个普通的毛病，但对于糖尿病患者而言，却是个应予重视的症状。这是因为糖尿病引起的自主神经病变可导致顽固性便秘而使其成为一个并发症。排便是机体"清理垃圾"的过程，长期便秘会影响整个消化系统功能，继而诱发多种其他疾病。

另外，人在用力排便时，血压水平较平时会明显增加，而糖尿病患者多有眼底视网膜病变或脑动脉硬化，瞬间腹部用力有可能造成眼底血管破裂，引起视网膜出血，甚至导致失明，或引起脑卒中。

注意防治糖尿病足

如果血糖长期控制不良，患者易发生糖尿病足和下肢溃疡等并发症，因此要注意足部和下肢的保健。

积极控制血糖

预防糖尿病足的根本之道，在于积极控制糖尿病，通过饮食、口服降糖药或注射胰岛素，使血糖控制在正常或接近正常水平，以预防及避免糖尿病足的发生。对已经发生足坏疽的患者应严格控制血糖，及时清创，这样有利于足部损伤的恢复。

经常检查足部

糖尿患者需要经常检查足部是否有水疱、红肿、变色、摩擦伤、抓伤；勿使用硬膏、鸡眼膏或有腐蚀性的外用药物，以免发生皮肤损伤；对于小的伤口，避免使用碘酒等强刺激性的消毒剂，不要用甲紫、红汞，以免遮盖伤口感染的征兆。

预防和控制感染

局部感染是糖尿病足的重要原因。防止此并发症的发生就要预防和控制感染，而预防更为重要。

如已发生感染，应尽早足量应用抗生素，要及时局部换药，可用呋喃西林、紫草膏、康复新、苯妥英钠粉、生肌膏等。

睡前宜温水泡脚

糖尿病患者每天晚上睡前可用40～45℃的温水泡脚15～20分钟，洗脚后用干燥的纯棉毛巾擦干，包括脚趾间的皮肤，足趾缝里不要残留水分，以保持足部的清洁与血液流通。清洗时切忌水温过热，以免烫伤皮肤。在泡脚时，对足心涌泉穴进行按摩、热敷，还有消疲劳、助睡眠、祛病强身的功效。擦干后可用少许植物油均匀地涂搽在脚上，再轻轻地按摩几遍，可去掉鳞屑及角质层。若为汗脚，可撒上少许滑石粉。

不要走卵石路

糖尿病患者的双足对外界刺激不敏感，万不可故意去踩卵石路。如

注意防治糖尿病足

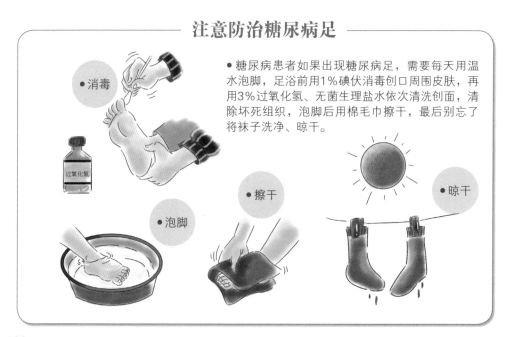

● 糖尿病患者如果出现糖尿病足，需要每天用温水泡脚，足浴前用1%碘伏消毒创口周围皮肤，再用3%过氧化氢、无菌生理盐水依次清洗创面，清除坏死组织，泡脚后用棉毛巾擦干，最后别忘了将袜子洗净、晾干。

● 消毒

过氧化氢

● 擦干

● 泡脚

● 晾干

果不加注意，很多时候损伤了也不知道，又由于愈合能力降低，造成伤口继续发展，感染溃烂，不少人甚至发展到要截肢的地步。

不要用按摩鞋垫

保健鞋垫上的按摩点如果硬了，垫在脚下会硌脚，时间长了会对脚造成伤害。如果太软，按摩的作用又不突出。糖尿病患者由于容易并发血管、神经病变而易引发糖尿病足，脚部皮肤非常容易破损，且破损后不易愈合，因此应避免使用按摩鞋垫。

脚部不要受寒

俗话说"寒从脚下起"，尤其是中老年糖尿病患者气血功能衰退，脚部对温度比较敏感，如果不小心受凉，会反射性地引起鼻黏膜血管收缩，引起感冒。从现代医学观点来看，人的脚掌有丰富的血管和神经，与神经中枢和人体各部分脏器相关联，但由于离心脏最远，很容易出现血液循环方面的障碍，如果受凉更会影响人体血液循环。加之脚部表面脂肪层薄，保温性能差，所以容易受寒冷的侵扰。因此，糖尿病患者平时应注意脚部保暖，以防感冒的发生。

选择合适的鞋袜

糖尿病患者不要长时间穿过紧的袜子，袜子要常换常洗。

所穿的鞋要大小合适，穿着舒服，鞋跟高矮适中，并注意保持鞋子的干燥与清洁卫生，要经常换鞋，不要穿新鞋的时间过长，勿赤脚穿凉鞋，更不要赤脚行走。矮跟皮鞋舒适，布鞋透气性好，可以选择交替穿着。

糖尿病患者每次穿鞋前一定要注意仔细检查鞋子内有无坚硬的异物，如果发现要立即清除，以免磨损脚部皮肤导致受伤。

洗浴用水有讲究

平时用温水洗浴

糖尿病患者洗浴适宜用温水。温水洗浴不仅可洁身除垢，而且可疏通气血，促进机体新陈代谢，防病祛疾。一般洗浴30分钟左右为宜，水温37℃左右。

由于温水的温度适宜，与人体的体温相差不多，因此温水洗浴疗法一方面可用于治疗寒证，另一方面可用于体内病理产物及瘀血的排出，如发汗、排除瘀血等，运用范围较广。洗浴时你可以选择自己喜欢的温度，但理想的是37℃。当需要解除紧张或放松的时候，这个温度很适宜。如果在温水中加药草、盐进行浴疗，效果则更理想。在炎热的夏天，鼓励用24～29℃的水洗澡，在5～6小时内会感到精力充沛和神清气爽。

冷水浴虽好，但要慎用

俗话说："要想身体好，每天冷水澡。"很多人洗过冷水澡之后都觉得神清气爽，甚至一年四季坚持洗。那么，洗冷水澡到底对糖尿病患者好不好呢？对于大部分健康人来说，如果洗冷水澡的方法正确，是对健康有利的。这是因为刚开始洗的一两分钟，会使皮肤血管收缩，血液流向内脏，但两三分钟后，身体适应了这种温度，血液会重新分配，回流到皮肤，整个过程就像给血管做"体操"一样，不仅可以增强抵抗力，还会增强血管弹性，预防动脉硬化。其次，用冷水洗澡，神经系统明显受到刺激，导致心跳加快、呼吸加深、血流加速，既能促进新陈代谢，还会使皮肤变得柔软、有弹性。

然而对于患有糖尿病的人群来说，早期和较轻者可在医生指导下进行冷水浴，较为严重的糖尿病患者则不宜进行冷水浴。

慎洗温泉浴

温泉中富含多种有益人体健康的矿物质，对消除疲劳、养颜美容等具有一定的功效。泡温泉虽好，但也不是人人适宜。糖尿病患者就应该谨慎些，因为温泉温度高，泡温泉时血管舒张，容易出汗，易引起血糖变化。如果糖尿病患者血糖控制得不好就去泡温泉，很容易出现意外。而注射胰岛素的糖尿病患者如果泡温泉，会使胰岛素吸收加快，出现低血糖反应。同时，皮肤长时间浸泡在很热的温泉水中，又受温泉水中矿物质刺激，皮肤会变得干燥及发痒，有人将其称为"温泉皮肤炎"。糖尿病患者在血糖稳定的情况下可短时间地泡泡温泉，泉水温度不宜超过40℃，最好每15分钟起来休息一下，及时补充水分。泡完温泉后，要尽快擦干身上的水，因为温泉中可能含有硫黄或其他酸碱物质，留在身上会刺激皮肤，引发皮肤炎症。最好能用清水淋浴，不要用香皂或沐浴露，不要用力搓擦，尤其是腋下、胯部、脐周围、四肢皮肤的皱褶处，因为泡过温泉后这些部位的皮肤更加脆弱。

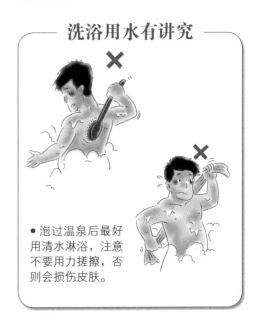

洗浴用水有讲究

● 泡过温泉后最好用清水淋浴，注意不要用力搓擦，否则会损伤皮肤。

音乐辅疗法

音乐疗法可以辅助治疗疾病

音乐疗法是运用音乐艺术来调节患者的心神，调动机体的潜能去战胜疾病的一种方法。

近年来，有学者运用音乐与电疗、针灸相结合的辅助治疗仪，将"音乐电流"通过电极或电针，导入人体的一定部位（穴位），用音乐、心理、电流影响经络功能以辅助治疗疾病，取得了一定的效果。

音乐辅疗法的作用

调节心神，改善各组织功能

音乐对人的心理作用十分明显，如节奏明快的音乐能振奋人的情绪；旋律悠扬的乐曲则使人安静、轻松、愉快、舒适，并有助于解除紧张和疲劳；悲壮的乐曲则令人热泪盈眶；靡靡之音使人消沉；雄壮的军乐声能鼓舞斗志。

调整血脉，促进血液循环

音乐的物理作用是通过其音调来影响人体的生理功能。音乐以音调作用于耳蜗神经（听神经），进而影响全身各器官。如音响的共振反应，可使躯体发生强烈的反应，从而激发人体内储存的潜能，使其由静态转为动态，促使血脉运行畅通，从而达到缓解不适症状的目的。

消耗体能，瘦身减肥

音乐疗法可使糖尿病患者的体重下降。试验表明，进行了"音乐辅疗法"的人，其体重每星期可下降0.91千克。

常用的操作方法

感觉欣赏法

选择适当时间，播放适宜辅助治疗的乐曲，通过音乐的旋律、节奏、曲调等因素，调节大脑神经中枢，使其逐步调和平衡，以摆脱焦虑、紧张、恐惧的状态，起到缓解病痛的作用。

积极参与法

有条件者积极参与演唱、演奏、作词、编曲等音乐活动，对缓解糖尿病也是十分有益的，它可激发人体的抗病潜能，增强战胜疾病的信心。

音乐辅疗法的具体实施

音乐疗法的实施必须根据不同的年龄、病情、心情有选择性地进行。必须在医生的指导下实施，才能收到事半功倍的效果。

舒肝散郁方

糖尿病患者表现出忧郁、焦虑、失望、烦躁时，可选用舒肝散郁之方，诸如民族乐曲《光明行》《喜洋洋》《高山流水》《步步高》《春天来了》《雨打芭蕉》《阳关三叠》《啊，莫愁》等。

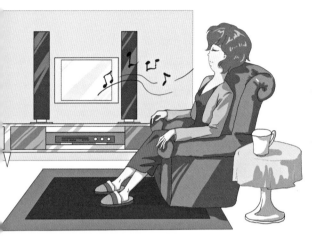

● 常听音乐可以辅助改善糖尿病患者的不适症状，增强抗病的能力。

胃的运化、吸收功能。如《喜洋洋》《彩云追月》《平湖秋月》《阳关三叠》《金蛇狂舞》《花好月圆》等。

宁心安神方

糖尿病患者出现焦虑不安、烦躁不宁、心神不安、头昏失眠等症状时，可选宁心安神方，乐曲以情调悠然、节奏徐缓、旋律典雅、清幽和谐为宜，如《二泉映月》《梅花三弄》《江南好》《春江花月夜》《梦幻曲》等。

平肝潜阳方

情志不遂，肝郁气滞，厥气上逆，症见心情激动，愤怒不已，狂躁不宁，头晕目眩，口干口苦等。可选低沉伤感、凄凉悲哀的曲调，以起到抑制狂躁、愤怒，减轻情绪亢奋之功效。例如，《江河水》《汉宫秋月》《三套车》《塞上曲》等。

振奋提神方

糖尿病患者症见意志消沉、悲观失望、疲乏无力者，可选听节奏鲜明、高亢激昂、热情奔放的曲调，如《欢乐颂》《黄河大合唱》《大刀进行曲》《霹雳行》等。

醒脾开胃方

脾胃不健，纳运失常，症见食欲缺乏、消化不良者，就餐时可收听形式简洁、细腻温婉、悦耳动听的曲目，以焕发食欲，增加进食，促进脾

音乐怎样听效果最好

◎每天至少2次，每次至少20分钟。

◎舒适地静坐或躺着，采取最舒服的姿势，闭上眼睛聆听。

◎以舒适音量，于清晨、睡前及整夜播放效果尤佳；尤其是晚间睡前聆听，人的身心经过一整天的疲惫之后，可获得彻底而自然的再生能量。将放音设备的音量调至最小，以刚刚能听见为好，可设置重复播放，借由音乐将你引入甜美的梦乡，使整个身心进入修复过程。

◎如收听时不适，多属调整反应，可将音量调小、暂时停播或转听其他系列音乐。

◎不宜听激烈的摇滚乐。

心理辅疗法

近年来，"生物—心理—社会医学模式"的提出给糖尿病的研究带来了一种新的思路。研究发现，糖尿病在发病上不仅与生理病理因素有关，还与社会环境、心理因素有关，如工作、学习长期过度紧张，人际关系不协调，生活中的突发不幸事件等社会、心理上的不良刺激，都是糖尿病发生、加重的重要因素。大量事实表明，糖尿病是一种身心疾病。在运用药物理疗的同时，若能配合心理理疗，采取形神合一、身心同治的方法进行治疗，患者常能收到事半功倍或单纯药物治疗达不到的效果。

糖尿病患者常见的心理障碍

急躁易怒

有些患者由于过度郁闷，以致气机不畅，郁久化火，常因一点小事就生气发火。一旦病情反复，不是责怪医者无能，就是责怪家属照顾不周，日久之后，患者常因这种烦躁的心境而加重病情。

悲伤易泣

有些患者特别是在出现多种并发症时，如心脏病变、脑梗死、肾病、尿毒症、下肢坏疽等，在思想上就悲痛难过，甚至对生活失去信心，终日愁眉苦脸，垂头丧气，暗自落泪，认

为生不如死，甚至绝望自杀。对这种患者，应特别注意，在药物辅疗的同时，一定要进行耐心、细致的心理辅疗，调整其心理状态，才能收到满意的疗效。

忧思过度

有一些人患有糖尿病以后思想负担很重，想法甚多、瞻前顾后、左思右想，不是积极治疗，而是整天顾虑治不好怎么办，出现并发症怎么治，对工作、学习、前途以及家庭有何影响等，这些想法都会使患者陷入苦闷、烦恼、忧郁之中，这种心理状态对疾病的救治十分不利，而且还会使病情加重。

心烦意乱

有些患者对糖尿病缺乏正确的认识，对治疗没有耐心，总希望在短期内就能完全治愈。一旦短时间内治疗效果欠佳，或者病情有所反复，或者出现并发症时，就心烦意乱，心神不安，夜不能眠，这种心理状态对糖尿病的治疗甚为不利。

紧张恐惧

有些患者得了糖尿病以后，思想上十分紧张，把它视为不治之症。尤其当听到、看到有死于糖尿病酮症酸中毒者、下肢坏疽截肢者、眼底病变失明者等，就更加紧张，惶惶不可终日。因而精神抑郁，饭吃不下，觉睡不着，身体日渐消瘦，如此下去，势

必导致病情加重。

化解心理障碍的方法

虽然糖尿病患者利用均衡食谱、运动及药物等疗法可以将血糖水平维持在一定范围内，但精神紧张会间接影响血糖，若要血糖恢复正常水平，患者一定要消除精神紧张，或者是调节饮食、运动及药物去适应血糖的变化。

定下目标

有些人生活没有目标，每逢遇到突变事情时便会感到精神紧张。其实，只要生活有目标，便可以掌控自己的生活！试着计划一年后你想实现的目标，紧接着再定五年后的理想。开始的时候应按实际情况设计日常的小目标，然后向大的目标迈进，更要不时修正你的目标。如有需要，还应按生活的转变而重新定目标。

确定优先工作次序

你是否时常因时间不够而感到匆忙？不妨尝试着调节一下生活节奏。做事之前应有周详的计划，按事情的重要程度列出工作先后次序表，集中精力处理重要的事情，不要浪费精神做无谓的事情。

放松自己

在每天的工作中，忙里偷闲数分钟，有助于松弛神经，使你对四周发生的事情有更独到的见解。每周安排娱乐或运动的时间。经常运动是缓和精神紧张的良方。身体健康会使你精神焕发，影响你对周围事情的看法。事实上，很多大公司都为员工提供健身计划，主要目的便是为员工消除压力，以便提高工作效率。

增强意志

保持平淡的心境，拥有豁达的心胸对保持健康很有好处。除此之外，多进行瑜伽或其他使人舒展筋骨、调节呼吸及冥想等运动，都有助于松弛神经，加强意志力。

思想积极

思想积极有助于加强自信，控制情绪。如果你不断批评自己或制订不切实际的目标，便会浪费精力。消极的想法通常只会带来不良后果。

不要说"我无法做到"，反之，应该说"我可以做得到"。这样久而久之，你就会惊讶自己的办事能力大大提高了。

培养幽默感

笑容是消除精神紧张的良方。当你幽默时，你身旁的人都会感到轻松，而你自己也可以松弛神经。

与人沟通

默默忍受只会加重自己精神紧张的程度，应多向家人、亲戚、朋友或医生等人说出自己的感受和忧虑。如此的"细说心中事"不但可以缓和紧张情绪，还可找到新的解决困难的方法。尝试敞开怀抱，聆听及接受别人的意见。

学会改变

固执也会引起精神紧张，他们不断等待，期待事物恢复本来的样子。当你应付多项选择，可以作出决定时，为何要再花时间等候？应在适当的时候改变旧习惯，创造更好的新生活。

他人的支持

你是否有时候会遇到一些私人问题难于启齿？或者感到自己的问题会拖累别人？记住，你不是孤立无援的，试着认识一些糖尿病的病友，多参加积极的活动，他们也许可以让你理解互帮互助的含义。记住一点，患上糖尿病的人不止你一个，其他糖尿病患者也会了解你的身心感受，你无须多费口舌解释，他们也会分担你的忧虑，帮助你缓解紧张情绪。

花香辅疗法

糖尿病患者要多沐浴阳光，看看大自然的景色；条件许可时也可以在自己的家里栽培些花卉。美丽鲜艳的花朵，能够唤起人们的美好记忆和联想，增强对生活的信心。经常处于优美、芬芳的花木丛中，能调节人的神经中枢，使人心情舒畅、呼吸脉搏均匀。现代研究表明，花香有益于健康，可以调节精神状态，不同的花香还可以影响人们的情绪，如水仙、荷花的香味使人感觉温馨缠绵，可以改变急躁易怒的不良情绪；橘子、柠檬的香味使人兴奋，积极向上，可以改变悲观厌世的不良情绪；紫罗兰、玫瑰花的香味给人爽朗愉快的感觉，可以改变抑郁焦虑的不良情绪；茉莉花、丁香花的香味使人沉静，可以改善激动不安的不良情绪。

森林浴辅疗法

辅疗原理

人们在森林里行走，会觉得清新的空气令人心旷神怡，这是因为空气中含有大量的负离子，据测定，城市中1立方厘米空气中平均含有负离子1000个，而森林附近，1立方厘米空气中的负离子含量高达3000个甚至更多。

负离子能使人体新陈代谢旺盛、强化免疫力、预防疾病、调节体内规律、抵制老化，并能促进排泄、代谢脂肪、改善糖代谢，使酸性化的生物体显弱碱性，对于缓解糖尿病人的症状有很好的效果。

另外，绿色植物还能散发出一种带有芳香气味的物质，具有抵制有害菌、病原菌的繁殖和感染的作用。据测定，1公顷松林一昼夜会向空气中分泌30~50千克杀菌素，因而林地空气的含菌量明显减少。

森林浴的方法

做森林浴时，可以在森林中悠闲地散步，静思养神；也可以跑步、做操，或攀高涉水，适当加大活动量，每次以2～3小时为宜。夏季，以上午凉爽时出行为好；冬季，以太阳当空时外出为宜。着装最好以棉织料为主，穿防滑的运动鞋。在做森林浴时，最好配合深呼吸运动，有利于吸入新鲜空气和树木的芳香物质，排出体内的浊气，使大脑和身体得到充分休息，消除工作和学习带来的疲劳，并能增进食欲。

矿泉浴辅疗法

我国的《山海经》中已有温泉的记载。明代李时珍曾将我国的矿泉水分为硫黄泉、朱砂泉、矾石泉等不同性质的泉，并分别记述了它们的治病方法。矿泉水是具有医疗价值的地下水，由于它含有一定量的矿物质，或含有某种气体，或具有较高的温度，或者兼而有之，其作用于人体后可以改善组织循环，促进机体代谢，减轻体重及补充相关的矿物质，从而起到辅助治疗糖尿病的作用。

注意事项

◎空腹时与饱食后不宜沐浴。

◎温度要适宜。

◎浴中要防止意外。

◎浴后要避免受风着凉。

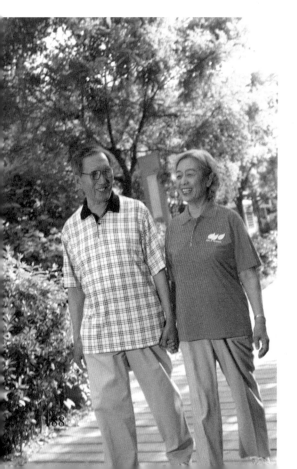

● 在森林中悠闲散步可以使大脑和身体充分休息，增强抵抗力。

第六章

『三高』人群的运动疗法

现代人的运动量减少了，而『三高』人群的增加与人们不爱运动的生活习惯有密切的关系，坚持运动对改善『三高』有很积极的作用。本章就来介绍一些有助于改善『三高』的运动疗法。

高血压人群的运动疗法

简单降压小动作

通过运动也可以达到降血压的目的，很多患者不愿意尝试或是没有耐心去坚持，这跟运动方法有很大的关系。高血压患者不妨经常练练下面这些简单的小动作，来达到辅助降压的效果。

左右摆头

◎**心率建议**：80次/分钟。

◎**运动时间**：5分钟。

◎**运动频率**：每天1次。

◎**运动方式**：缓缓地将头颈转向右边，还原后再转向左边。重复这个动作4次为一组，每组次数不宜过多，以免扭伤。

托肘拉肩

◎**心率建议**：80～120次/分钟。

◎**运动时间**：10分钟。

◎**运动频率**：每天1次。

◎**运动方式**：抬起右手，伸向左肩，拿左手托起右手肘部，拉向自己的方向，保持片刻后还原，换个方向再做一次。重复这个动作10次即可。

靠墙举臂

◎**心率建议**：100～120次/分钟。

◎**运动时间**：10分钟。

◎**运动频率**：每天1次。

◎**运动方式**：身体侧面靠近墙壁，高举右臂，尽量向上方伸展，感到手臂得到充分伸展后，还原，换个方向再做。

挺胸展臂

◎**心率建议**：100～120次/分钟。

◎**运动时间**：5分钟。

◎**运动频率**：每天1次。

◎**运动方式**：选一把没有椅背的椅子，端坐好，挺胸、抬头、直腰，双手背在身后，双臂后展。重复次数根据自身情况而定，但注意别扭到手臂。

挺胸提臂

◎**心率建议**：120次/分钟。

◎**运动时间**：10分钟。

◎**运动频率**：每天1次。

◎**运动方式**：挺胸、直腰，两手放在背后，手指互相扣住，手臂伸直，缓缓向上提起，两肩顺势向后折合，还原。依个人情况选择重复次数，但要注意避免摔倒。

举臂合掌

◎**心率建议**：100～120次/分钟。

◎**运动时间**：10分钟。

◎**运动频率**：每天1次。

◎**运动方式**：

① 眼望前方，双手高举过顶，掌心相贴，尽量向上方伸展，还原。试着坚持2分钟。

② 双臂交叉（拧成麻花状），掌心相贴，尽量向上伸展，还原。试着坚持2分钟。

拉椅压肩

◎**心率建议**：80～120次/分钟。

◎**运动时间**：15分钟。

◎**运动频率**：每天1次。

◎**运动方式**：选用有靠背的椅子，端正地坐着，转腰向左，右手扳住左边的椅背，身体略微向前压下，下额稍向内收。还原，换做另一边。重复此动作5次即可。

按墙转肩

◎**心率建议**：100～140次/分钟。

◎**运动时间**：15分钟。

◎**运动频率**：每天1次。

◎**运动方式**：

① 身体面对着墙，靠近墙边，左脚踏出，向前方做出弓箭步；右脚放在身后，伸直。

② 左手伸直，并抬高至肩部，手掌按墙；左肩尽量靠近墙边，右肩稍向右转，还原，换做另一边。

比翼双飞

◎**心率建议**：100～140次/分钟。

◎**运动时间**：30分钟。

◎**运动频率**：每天1次。

◎**运动方式**：

① 此动作稍有难度，高血压患者应量力而行，最好事先做好热身运动。

② 挺胸，直腰，左脚踏出，向前方做出弓箭步；右脚在身后，伸直。

③ 双臂抬高至与肩齐，两手握拳，身体尽量向前倾，还原。

伸展肩膀

◎**心率建议**：100～120次/分钟。

◎**运动时间**：10分钟。

◎**运动频率**：每天1次。

◎**运动方式**：两手扣指前伸，手背向前，双臂伸直稍向外拉，两肩与双臂保持在一条直线上，腰背维持挺直状态。

反扣伸肩

◎**心率建议**：100～120次/分钟。

◎**运动时间**：10分钟。

◎**运动频率**：每天1次。

◎**运动方式**：将两手手指反扣，手心向前，双臂稍向外拉，两肩顺势向前折合，腰背维持挺直状态，还原。重复此动作2~3次即可。

任意转腕

◎ **心率建议**：80~120次/分钟。

◎ **运动时间**：15分钟。

◎ **运动频率**：每天1次。

◎ **运动方式**：

1 两手向内转动手腕，重复8次。

2 换一个方向，重复转腕8次。

掰手腕

◎ **心率建议**：100~120次/分钟。

◎ **运动时间**：15分钟。

◎ **运动频率**：每天1次。

◎ **运动方式**：

1 右手向前伸直，手心向前，左手将右手的手掌轻轻向后扳动，还原。

2 手背向前，重复一次。换左手做相同动作，如此重复至手酸。

旋转拇指

◎ **运动强度**：60圈/分钟。

◎ **运动时间**：5分钟。

◎ **运动方式**：如果感到体力不足，可试着让拇指做360度旋转。旋转时让拇指的指尖尽量画圆形。如感到不顺，可反复进行几次，拇指就会有节奏地旋转，而且让人觉得心情舒畅。让拇指按顺时针的方向及逆时针的方向各自旋转1~2分钟即可。

全身伸展运动

功效及原则

现代社会是一个充满压力的社会，压力看起来是精神层面的，实际上却是因为肌肉的紧张传达到大脑中造成的，如果身体囤积了紧张感，精神上就会产生压力，而伸展运动就是为了消除肌肉紧张、缓解精神压力的一种运动。

伸展运动的主要功效有3个：一是增强身体组织的弹性，二是在运动前提高体温和脉搏数，三是运动后消除疲劳。

伸展运动的意义就是要让肌肉获得伸展。为了要保持健康，必须适当地活动，否则肌肉会因为长时间的固定而产生不必要的张力。而一旦肌张力过高，就容易感到疲劳，同时对健康的损害也很大。

伸展运动的主要原则是适可而止。在做伸展运动时，不要勉强伸展，而应按照个人的体质酌情增加或减少，在做的过程中只要感觉肌肉有一点紧即可，且每一个动作最好保持15~60秒的静止状态，这样才能达到强身的目的。伸展运动不能有疼痛的感觉，应缓慢伸展，并在自己可控制的范围内伸展。

运动前需暖身

在开始实施伸展运动前，最好以放松地走路来提高身体的温度，大约5分钟，感到身体微微发热后再开始运动，效果会更佳。若在没有暖身的情况下，马上做伸展运动，是很危险的，有可能发生意外。运动之后，更不可忽略运动后的拉伸运动，它可以放松肌肉、韧带、关节组织，使其恢复到运动前的状态，减缓延迟性肌肉酸痛的发生，为下次运动做准备。切记，缓和运动动作要慢，并且要配合深呼吸，这样才有一定的效果。

实际操作

前俯

◎**心率建议：** 80～120次/分钟。

◎**运动时间：** 每次20分钟。

◎**运动频率：** 每天1次。

◎**运动方式：**

1 两腿直立，伸直膝关节，使两脚跟向地面压，两手由身体两侧慢慢地向上举起至头顶，双手手指交叉套合，掌心再翻转用力向上。双手伸直拉3秒，同时配合吸气直沉丹田（图①）。

2 上半身慢慢向前弯，动作宜缓和，不可猛然下弯，以免头晕；双臂伸直至双手手掌超过膝盖，再慢慢加强。手掌向下3秒，同时配合深呼吸，将沉入丹田之气慢慢细长地呼出来（图②）。

3 慢慢恢复直立的站立姿势，双手仍旧举在头顶，同时配合吸气沉入丹田（图③）。

4 高举的双手从身体两侧慢慢下垂于腿侧，同时调整呼气（图④）。

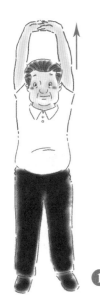
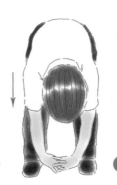
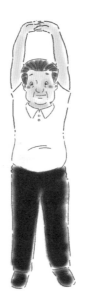
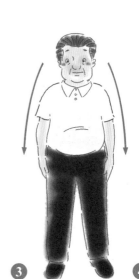

后仰

◎**心率建议：** 100～120次/分钟。

◎**运动时间：** 每次15分钟。

◎**运动频率：** 每天1次。

◎**运动方式：**

① 左手由身后紧握住右手肘，右手握住左手肘，双手的腕关节顶住背脊，同时配合吸气沉入丹田（图①）。

② 上身、头部和胸部慢慢向后翻仰，颈、胸脊柱慢慢弯曲，两肩向后张开、伸展，直到胸部中央隆起，可使眼睛看到地面，注意这一点不必勉强。口不可张开，舌顶住上颚，停止3秒；调节身体重心，保证重心不偏；在身体后仰的同时，要配合把沉入丹田之气呼出来（图②）。

③ 慢慢伸腰恢复直立的姿势，同时配合吸气入丹田（图③）。

④ 双手从背后放下，自然地垂于腿侧，同时配合呼气（图④）。

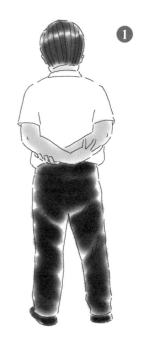

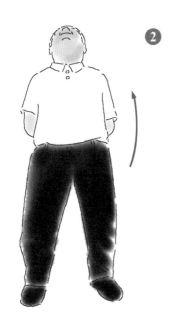

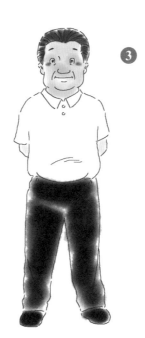

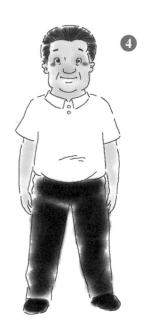

下跨式

◎**心率建议：**100～120次/分钟。

◎**运动时间：**每次10分钟。

◎**运动频率：**每天1次。

◎**运动方式：**

① 身体稍右转45度，屈右膝，使身体重心都放在右脚上，身体慢慢下沉到半蹲姿势；左脚保持伸直横跨，并使右手向右侧横伸，左手伸到右手腋下，头、脸注视右手指尖（图①）。

② 右手向下碰触左膝盖，腰部随之左转，若身体柔软度够，可将右手慢慢移到左小腿上（图②）。

③ 身体慢慢向左膝盖下压，右膝向下蹲，左腿保持伸直，胸部和左膝相贴压3秒（图③）。

④ 身体慢慢站直（若身体摇晃不稳，可稍微扶一下地面或身旁的支撑物再站直，切勿勉强），恢复两倍肩宽站立姿势；做一次深呼吸后，再换边做，动作相同（图④）。

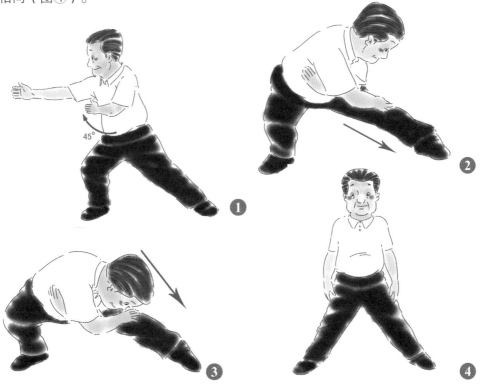

仰转

◎**心率建议**：100～120次/分钟。

◎**运动时间**：每次20分钟。

◎**运动频率**：每天1次。

◎**运动方式**：

① 上身左转90度，双腿重心保持平均，两脚掌保持站立姿势，不随身体转动；但是腰部、膝盖关节要随身体扭转而活动（图①）。

② 头、胸后仰，左膝关节稍向前挺出，左膝与左脚尖成一直线；胸部向上挺，头部向下垂，右膝向下弯曲，调节身体重心在右脚（图②）。

③ 右手离开腰部，往胸颈上方，向左横移，指尖遥对左肩膀，腰部慢慢向左侧转；右手臂恰在身体正上方，才能增加肩膀伸展的范围。此时，头、颈、腰、背都随同右手充分向左后方

扭转，尽可能使眼睛看到左脚尖，并静止3秒（图③）。

④ 腰身慢慢恢复直立原状，并回转至前方，右手恢复叉腰姿势，四指朝前，拇指朝后；双脚维持与肩同宽；深呼吸，接着换另一边再做（图④）。

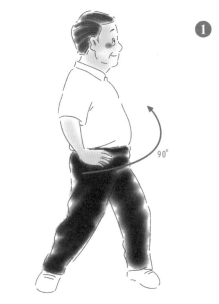

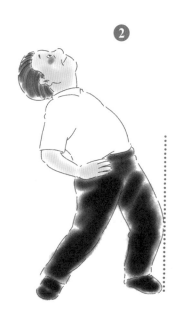

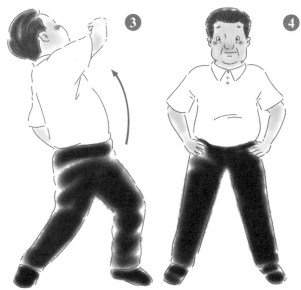

舒腰

◎**心率建议：**80~120次/分钟。

◎**运动时间：**每次20分钟。

◎**运动频率：**每天1次。

◎**运动方式：**

1 头、颈随肩膀、胸部向下弯曲约45度，状似鞠躬，并配合深呼吸（图①）。

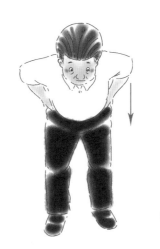

2 上半身保持约45度弯曲，再旋转到右侧方，并配合深呼吸（图②）。

3 上半身维持第2步的姿势，再继续转到后方，使整个身体呈现向上仰的姿势，并配合深呼吸（图③）。

4 上半身维持第3步的姿势，再旋转到左侧方，并配合深呼吸（图④）。

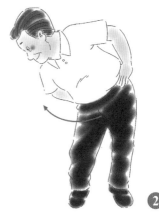

5 身体慢慢恢复到直立，并深呼吸1次；再继续做3次顺时针方向转动；之后再换逆时针方向转4圈。也可以左右交替进行（图⑤）。

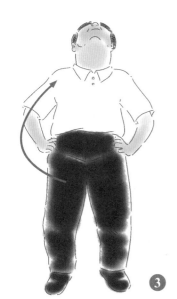

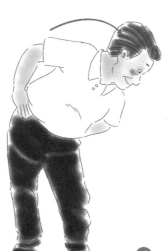

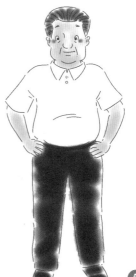

蹬腿

◎ **心率建议：** 100～120次/分钟。

◎ **运动时间：** 每次20分钟。

◎ **运动频率：** 每天1次。

◎ **运动方式：**

1 身体重心偏移左脚，把右腿提高，膝盖平举，松开膝盖、脚踝关节，使右腿自然悬垂，再使脚尖向上方勾起（图①）。

2 右脚跟朝正前方蹬出，大腿仍保持水平不动，膝盖伸直；再恢复第1步姿势，一伸一缩来回5次，利用自然弹力即可（图②）。

3 最后右脚放下，身体直立，两手自然下垂。深呼吸后，再提左脚练习5次，方法与右脚相同（图③）。

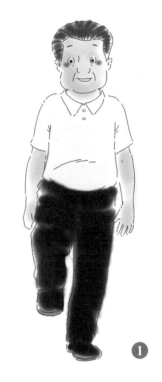

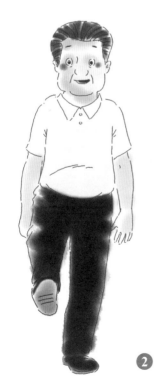

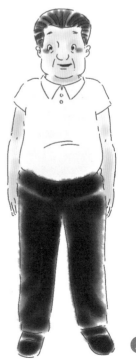

高血脂人群的运动疗法

运动疗法须知

运动辅疗与饮食辅疗、药物治疗并称为高脂血症的必要疗治手段，对于血脂水平的控制和稳定有重要的作用。运动能够促进血清脂类物质代谢，升高高密度脂蛋白胆固醇水平和降低低密度脂蛋白胆固醇水平。另外，运动还能够增强人体抗病能力、促进血液循环，对于高脂血症及其并发症的防治都有帮助。

制订运动计划

由于不同患者的身体素质、病情、年龄和运动经历各不相同，因而应根据自身情况来合理安排运动计划，以期达到最佳的运动辅疗效果。对于平日少有运动的患者而言，应从少量、运动形式简单的运动开始。而对于40岁以上的男性和50岁以上的女性，则需要在安排运动计划之前，先进行全面的体格检查，以确定适宜的运动方式，保证运动辅疗的安全。

合理安排运动时间

当人体消耗的能量高于每天饮食所摄取的热量后，人体的脂肪就会开始减少。如果想要达到减少脂肪的目的，就一定要保证足够的运动时间，强度可以保持在轻度和中度，但至少应保持每次30~40分钟的运动时间。这是因为人体在运动的初始阶段，所消耗的能量只来自血糖的分解，而只有在运动了一段时间后，才开始消耗脂肪。

多进行有氧运动

有氧运动属于轻、中强度的运动方式，在有氧的运动过程中，能够有效提高心肺功能，促进人体血液循环和新陈代谢，同时能够有效起到减少脂肪的作用。有氧运动的方式有慢跑、步行、游泳、登山、骑自行车等。

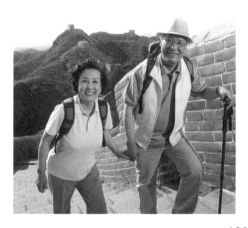

原地跑

原地跑的减肥降脂效果与慢跑相似，由于其场地要求不大，患者可以足不出户，在家中享受运动降脂的乐趣，因而也不失为一种较好的减肥降脂方式。

◎在进行原地跑的同时，患者可以听听自己喜欢的音乐，愉悦身心，这对于维持血脂水平也有一定的帮助。

◎原地跑是一种极为方便的有氧运动方式，能够促进脂肪的分解利用，具有减肥降脂的效果。

◎长期坚持原地跑练习能够很好地促进血液循环，调理脏腑功能，对于高脂血症及其并发症均有一定的防治效果。

练习方法

由于气候因素不能外出锻炼时，患者可选择在室内进行原地跑。原地跑步的动作要领同慢跑，要求挺胸、收腹、抬头，并配合呼吸。室内原地跑时，应选择通风、空气流畅的地方进行，并可加以高抬腿等练习动作，但抬腿的动作幅度和速度不宜过大。每次练习的时间以20~30分钟为宜，每天1~2次。

注意事项

◎原地跑步的节奏应由慢到快，结束练习时也应逐渐放慢速度。

◎原地跑虽然更加方便，但室内的空气毕竟比不上户外的清新，因此条件允许时还是应该多去户外锻炼。

◎如果是坚硬的水泥地面，尤其要注意运动安全。

快步走

快步走运动能够有效地促进脂肪的分解利用，具有减肥降脂的效果，非常适宜高脂血症患者练习。

◎快步行走时人体的热量消耗增加，需要从体内储存的脂肪中补充额外增加的热量需要；而在运动后的恢复期，还需要从血液中提取脂肪来补充机体所需脂肪，从而可以有效地加速脂肪的分解利用，起到帮助降低血脂的功效。

◎快步走作为一种全身性运动形式，能够有效改善神经和脏腑功能，并促进机体新陈代谢，提高多种解脂酶的活性，因而具有帮助降低血脂的效果。

◎快步走还能改善血脂成分，减少血脂中的有害成分（低密度脂蛋白），对于预防高脂血症并发心脏病有着极为重要的意义。

练习方法

除非天气情况不允许（如刮大风等），每天步行的时间不应少于20分钟。快步走时注意姿势要领：抬头、挺胸、摆臂，缓慢深长地呼吸，保持心情放松，情绪饱满。步行的速度以每分钟80~100米为宜。身体条件允许时，每天可以快步锻炼2次，每次20~30分钟即可。

注意事项

◎初次锻炼者，每次运动时间应控制在10~20分钟。

◎夏季步行锻炼时，应选择清晨或傍晚，气温较低的时间进行。

◎冬季进行锻炼时，应在上午10点到下午17点之间进行。

走跑交替练习法

走跑交替练习的方法能够更好地调整体力，是一种由步行到跑步的适应性练习方法，非常适宜刚刚开始练习跑步的高脂血症患者。

◎走跑交替运动能够消耗较多的热量，促进人体新陈代谢，提高脂肪的分解利用，具有极佳的减肥降脂效果。

◎走跑交替运动能够帮助提高脂蛋白酶活性，从而降低血浆胆固醇、甘油三酯和低密度脂蛋白水平，同时提高高密度脂蛋白含量，在优化血脂成分的同时，还对预防多种高脂血症并发症有益。

◎走跑交替运动不会让患者产生力不从心的感觉，能够更好地发挥人体的运动潜能，并使机体慢慢适应较高强度的降脂练习方式，是一种非常重要的降脂运动形式。

练习方法

高脂血症患者可选择天气晴朗的黄昏时分进行走跑交替练习。步行时应昂首挺胸、步履轻盈、双臂随脚步自然摆动。跑步的动作要领为：抬头，挺胸，收腹，双眼平视前方，上身略向前倾，身心放松；脚步着地时，应按照脚尖—脚掌—脚跟的顺序，身体重心也随之移动至脚后跟，接着脚后跟发力，迈出下一步；跑步时，双手握拳，拳眼向上，并随着脚步有节奏地前后交替摆动。运动的时间以每次20~40分钟，每天1次为宜。刚开始时，走的时间可以稍长一些，接下来慢慢地增加跑步的时间。

注意事项

◎要掌握好步行和跑步的时间，当跑步感觉吃力时，应立即减速并逐渐恢复至步行状态。

◎走跑练习应"始于走止于走"，开始和结束时都应在步行状态下。

慢跑健身法

慢跑是一种全身性的运动方法，长期坚持练习可起减肥降脂功效。

◎慢跑能够直接消耗人体热量，较长时间的慢跑需要动用人体储存的脂肪来提供热量，因而可以促进脂肪的分解和利用，具有减肥降脂的效果。

◎慢跑能够很好地锻炼心肺功能，改善机体的供氧状况，具有调理脏腑、促进新陈代谢的功效，可有效促进糖、脂肪代谢，减少脂质沉积，从而发挥减肥降脂效果。

◎长期坚持慢跑还能够改善人体神经系统、呼吸系统、内分泌系统的功能，提高人体免疫力，对于高脂血症并发动脉粥样硬化等也有帮助。

练习方法

在天气条件和身体状况允许的情况下，患者可进行慢跑练习。跑步时应保持正确的跑步姿势和稳定的节奏，挺胸，抬头，身体略微前倾，

●在天气条件和身体状况允许的情况下，患者可进行慢跑练习。

以脚掌着地，并注意调整呼吸，使呼吸、脚步和手臂的摆动等协调一致。患者可选择在公园、海边、林间小道或操场等场地进行慢跑练习，每次的练习时间以30分钟左右为宜。

注意事项

◎跑步之前要进行5～10分钟的热身活动，结束之前也要有5～10分钟的减速缓和运动。

◎长期坚持，每次持续的时间以略觉疲乏为宜。

◎选择透气、舒适的鞋袜和衣服。

◎在公路上跑步，空气质量不佳且安全系数低，应尽量避免。

走楼梯

走楼梯是一种非常有效的有氧锻炼方式，非常适合高脂血症患者练习。

◎走楼梯练习能够促进热量的消耗，有效促进体内脂肪的消耗、利用。一个体重60千克的人步行上下楼梯10分钟的运动量，大约会消耗360.96千卡的热量。

◎上下楼梯时，人体的关节和肌肉都能够得到有效锻炼，长期坚持练习能够很好地促进血液循环和脏腑功能，并降低血清胆固醇、甘油三酯等成分的含量，起到降低血脂的作用。

◎经常坚持上下楼梯练习，还能够有

效改善神经系统、内分泌系统以及呼吸系统的功能，对于高脂血症引发的多种并发症亦有良好的缓解效果。

练习方法

走楼梯是一种简单易行的降脂健身方式，只要找到一段楼梯或者台阶，高脂血症患者便可以进行锻炼。

走楼梯时应保持昂首、挺胸、收腹的姿势，全足踏在楼梯上。开始练习时应放慢速度，体质较弱的患者还可以扶着扶手进行练习，体质好转后，再慢慢地脱离扶手，提高走楼梯的速度。锻炼时患者应掌握好运动强度，感觉疲乏时，可稍微休息片刻再开始练习。每次练习的时间以10分钟左右为宜，每天2~3次。练习到一定程度后，患者还可以尝试慢跑登楼梯。

注意事项

◎高脂血症并发心脏病、高血压等疾病的患者不宜采用走楼梯疗法。

◎练习时衣着应宽松、舒适，并选择合脚、防滑的鞋子。

◎由于上下楼梯是一种垂直性的锻炼方式，对于膝关节、踝关节的压力比较大，因此在开始练习前一定要事先评估，并做好热身准备。

跨台阶登楼法

跨台阶登楼是走楼梯的一种变式，对高脂血症患者有较好的疗效。

◎跨台阶登楼过程中需要消耗更多的热量来满足机体的运动供能需求，长期坚持练习，可以有效促进脂肪消耗，起到减肥降脂的效果。

◎跨台阶登楼练习能够有效地活动人体各个关节、肌肉，并促进多个器官、系统的功能调整，改善患者体内的代谢紊乱状况，起到促进新陈代谢、降低血脂的作用，并可有效防治多种高脂血症并发症。

练习方法

跨台阶登楼，就是在登楼梯的时候，一步登2~3级台阶的登楼方法。登楼时同样要求患者保持身体挺拔，并用全脚掌着地。由于跨台阶登楼对于膝关节、踝关节等部位所造成的压力更大，在练习前应留出10~15分钟的时间热身，练习过程中也要量力而行，做到有张有弛、循序渐进。比如，患者可按照以1分钟的时间上2层楼的速度开始练习，然后休息片刻，继续以这样的速度登楼，再慢慢地减少休息的时间和次数；循序渐进地增大运动量，以保证运动安全。

由于跨台阶登楼的运动量较大，一般建议每次练习的时间不宜超过10分钟，患者可视自身的情况每天安排2~3次的锻炼时间。

注意事项

◎跨台阶登楼要靠单腿的力量来支撑身体重量，过于肥胖的高脂血症患者不宜采用。

◎患有骨质疏松症的高脂血症患者不宜采用跨台阶登楼法。

◎跨台阶登楼时，身体重心的升降幅度较大，因此一定要踩稳踩实。

爬山

爬山是一项极好的休闲健身方式，长期坚持爬山能够有效降低血清胆固醇、甘油三酯水平，对于高脂血症并发动脉粥样硬化症等也有较好的辅疗效果。

◎爬山是一项较为缓和的耐力性有氧运动，在登山的过程中，需要人体分解脂肪来供给热量，因而能够起到减肥降脂的效果。

◎爬山能够锻炼人体各个关节和器官，具有促进血液循环和调理脏腑的功效，并可提高人体内多种解脂酶的活性，起到降低血脂的作用。

◎山上的气候、空气、日光等条件，能够有效促进人体心肺功能，并改善消化、神经、内分泌等多个系统的功能，对于改善高脂血症及多种并发症有着不错的效果。

◎爬山过程中患者能领略到大自然的美好风光，在远离城市喧嚣的山野里，

人们的身心可以得到彻底放松，这对于缓解高脂血症病情有着极大的帮助。

练习方法

爬山是一项老少皆宜、简单有效的降脂运动，也不需要特殊的器械和场地。万物复苏、生机勃勃的春季，是爬山的绝好时机，天高气爽的秋季也非常适合爬山。高脂血症患者在爬山之前，除了要准备好适当的衣物，还要准备一些食物、药品和其他必需品，在做好充足的准备之后就可以按照事先选好的登山路线出发了。患者每次爬山的距离不要太远，应循序渐进，逐渐增加距离，以每次略觉疲惫为宜。每次爬山后应采取一些积极的恢复手段，如按摩、沐浴等帮助身体恢复。

注意事项

◎高脂血症并发严重高血压，尤其是慢性冠状动脉供血不足的患者不宜爬山。

◎冬季爬山尤其要注意安全，夏季爬山则要选择早晨或傍晚。

◎爬山时最好穿运动装、休闲服，鞋子要舒适防滑，结实耐磨。

踢毽子运动法

辅疗功效解析

小小的毽子可以随身携带，是一项可以随时进行的运动，其运动量可

大可小，趣味性也较强，非常适合高脂血症患者进行锻炼。

◎踢毽子，主要是靠下肢的踢、接、跳、落、绕等动作来完成的，不仅能够锻炼下肢关节和肌肉，对于腰腹、上肢以及颈部等多个部位均有锻炼效果，因此是一项非常好的全身性运动，对眼睛、大脑和四肢也有很好的调理作用。高脂血症患者坚持练习，能够起到调理脏腑、促进血液循环、减肥降脂的功效。

◎踢毽子的方式变换多样，在控制上下翻飞的毽子时，人们能够体会到随心所欲的操控感和喜悦感，因而能够帮助患者保持积极的心态，这对于血脂的稳定是极为有益的。

练习方法

阳光灿烂的明媚天气，正是踢毽子的好时光，高脂血症患者也不能错过。树荫下的平地上或者是平坦的绿草地上都是踢毽子的绝佳场所，患者可以在踢毽子的同时享受清新的空气。踢毽子的方法有很多，可以用脚内侧踢（俗称"盘"），也可以用脚外侧反踢（俗称"拐"），还可以用脚尖踢（俗称"蹦"），甚至还可以用膝盖弹（俗称"磕"）。最简单的就是"盘"和"拐"了，患者可以随自己的喜好来变换花样，但无论是哪种花样，最好能够两只脚轮换着踢。

注意事项

◎每次踢毽子锻炼，时间应控制在1小时之内。

◎应选择比较平坦的地方，在踢毽子的过程中也应留心地面的情况，以免造成意外损伤。

原地跳绳健身法

辅疗功效解析

跳绳是一种运动量较大的降脂锻炼方法，不仅安全、简单，对场地要求不高，非常适合早期高脂血症患者练习。

◎跳绳是一种耗能较大的有氧运动，跳绳10分钟分别相当于慢跑30分钟、跳舞20分钟的运动量，因此具有极好的减肥降脂效果。

◎跳绳是一种全身运动锻炼方式，长期有规律的跳绳练习，能够提高体内脂蛋白酶的活性，加速脂质代谢，改善血脂成分，使血清胆固醇、甘油三酯水平下降，并可有效预防动脉粥样硬化。

练习方法

跳绳简单易学，只要准备一根长短适宜的绳子，就可以进行锻炼了。但是，跳绳必须要有正确的方法，否则很可能造成运动损伤。在进行跳绳练习时，应用脚尖和脚掌着地，膝盖微曲，以减少身体与地面的冲撞。跳绳时还要注意跃起时不必一味求高，只要绳子通过即可；甩绳时应用力均匀，使绳子呈平滑的圆弧状甩出。

注意事项

◎跳绳运动强度较大，只适用于早期轻度高脂血症患者。

◎跳绳长度的选择，以脚踩在绳子中间时，绳子两端与肩平为佳。

◎注意协调用力，以缓和脚部与地面的冲撞，避免运动损伤。

◎身体不要弯曲，保持自然即可。

跳绳跑健身法

辅疗功效解析

跳绳跑集合了跳绳与跑步的双重健身作用，具有很好的减肥降脂效果。

◎跑步加跳绳能够大量地消耗人体热量，可有效促进糖、脂肪代谢，减少脂质沉积，从而发挥减肥降脂效果。

◎跳绳跑更加注重两种运动的完美结合，长期坚持练习，能够很好地提高身体的协调性和灵活性，并能够有效地调节气血、脏腑功能，改善血液循环，降低血液黏度，对于高脂血症及其并发症均有缓解作用。

练习方法

跳绳跑是一种将跑步与跳绳结合起来的运动形式，只需要一块平坦的场地和一根长度适宜的绳子就可以进行了。在练习跳绳跑之前，可先进行单脚跳绳练习，待适应后再渐渐尝试向前跑动；在向前跑动时，千万不要犹犹豫豫，而要果断利落地迈出脚步，否则动作过慢，很容易使跳绳动作失去协调性，发生摔跤现象。跳绳跑运动量较大，高脂血症患者应循序渐进，根据自己的体力来决定锻炼时间和速度。

注意事项

◎脚跟着地会造成脚踝和脊柱损伤，应注意避免。

◎跳绳跑时应尤其注意调整呼吸节奏，做到呼吸自然、均匀。

◎练习时跑动的速度不宜过快，应注意跑步与跳绳动作的协调性，以绳子不碰身体为佳。

前后叩击甩手法

前后叩击甩手法是一种极为简单的锻炼方法，非常适宜高脂血症并发严重疾病的患者练习。

◎甩手类似于震颤放松功，具有放松身心的效果，可以帮助患者缓解紧张情绪，保持最佳的精神状态。

◎通过简单的甩手运动，就可起到活血行气、疏通经络的效果，能够很好地改善人体的血液循环，改善血脂的成分，并能够缓解多种高脂血症并发症症状。

练习方法

前后叩击甩手法的具体操作：全身放松，略微屈膝，双手握虚拳，双臂自然下垂，意想神阙（即肚脐）；腰部轻转，带动双臂，双拳一前一后分别叩击命门（命门位于腰部后正中线上，第2腰椎棘突下凹陷处），双臂前后交替叩击，至微出汗。动作要点：双臂自然甩动，虚拳轻叩命门，并伴随腰部动作；叩击时力求呼吸自然，动作有节律。患者可根据自己的体力，灵活掌握甩手的次数和速度。

注意事项

◎甩手运动注重全身放松，因此在练习前先要排除杂念，调整呼吸，慢慢地放松身心。

◎甩手时应由腰肌发力，带动肩、手臂和手甩出，而不能只甩两臂。

◎心情烦躁、生气时以及餐前、餐后禁止练习。

步行甩手法

辅疗功效解析

步行甩手法结合了步行与甩手的双重健身功效，减肥降脂效果也是非常不错的。

◎步行是一种非常简单易行且效果极佳的减肥运动方式，研究显示，步行是与人体的生理解剖结构最匹配的一种运动，适当有效地步行可帮助降低血脂水平，并可帮助预防动脉粥样硬化。

◎甩手运动以腰部力量带动手、手臂和肩部动作，能更很好地调理脏腑，改善气血运行，具有促进血液循环、改善血脂成分的功效。长期坚持步行甩手练习，能够有效降低血清胆固醇、甘油三酯以及低密度脂蛋白水平，并提高高密度脂蛋白的含量。

练习方法

顾名思义，步行甩手法，就是将甩手运动与步行相结合的一种运动方法。这种甩手方式对场地以及患者的体质要求都较低，是一种非常好的锻炼方法。高脂血症患者可在每天晨起和黄昏时分，去附近的公园、草地等空气清新、安静的地方进行步行甩手练习。与前后叩击甩手一样，要求患者腰部发力带动上肢前后左右摆动，摆动的幅度以舒展但不勉强为宜。每天2～3次，每次30分钟。

注意事项

◎步行甩手锻炼时，应着重体会身心的放松状态，因此步行的速度不宜过快。

◎选择环境优美、空气清新的场所进行步行甩手练习。

◎进行步行甩手练习，应注意保持呼吸自然。

游泳辅疗法

辅疗功效解析

在所有的有氧运动中，游泳可谓是降脂效果最好的一种运动项目，它能够有效帮助人体消耗多余的脂肪。由于水的密度、导热性与空气不同，水的温度较常温要低一些，因而人体在水中运动时，身体释放的热量要比在陆地上快得多，且水温越低人体释放热量的速度就越快。因此，人体在水中运动的过程中，由于消耗热量的增多，人体内多余的脂肪也就能得到较大的消耗。另外，水对人体具有一定的压力，人体在水中运动比在空气中运动所受到的阻力要大很多。而人体在一定的压力和阻力下进行运动，热量和脂肪的消耗会更加迅速。

除了能够促进热量、脂肪的消耗，起到降血脂的作用外，游泳还有助于稳定情绪，降低心率和血压。同时，游泳还能够帮助降脂药更好地发挥药效，从而可有效预防高脂血症合并高血压、动脉粥样硬化、冠心病的发生。

注意事项

虽然游泳对高脂血症患者有诸多好处，但在运动时也应注意以下几点问题，以防运动时发生意外情况。

◎游泳中，患者如果出现头晕、呕吐、头痛、胃痛等不适反应，应立即停止锻炼，穿上厚衣服，增强保暖，使体力得到及时恢复。

◎患者在吃得过饱或空腹的状态下，不要进行游泳锻炼。一般饭后至少半小时再游泳比较适宜。

◎禁止野泳，患者必须在正规的游泳场所进行游泳锻炼，以防有危险发生。

◎合并有肝脏疾病，或心肺功能较弱的患者，不宜进行游泳运动。

◎患者不宜在水温过低的池水中游泳，以免血管、神经等受冷水刺激而造成病情恶化。

◎患者在游泳时，应保持中等运动强度，坚持30~60分钟即可。不要过分强求，以免体力消耗过大造成危险情况发生。

◎高脂血症患者在游泳时，应至少有一名亲友陪同，以防出现突发情况。

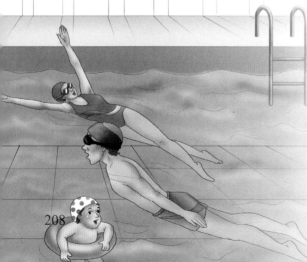

糖尿病人群的运动疗法

运动疗法的原则

运动疗法的适应证

2型糖尿病

2型糖尿病，尤其是肥胖型2型糖尿病患者及餐后血糖在11.1～16.7毫摩/升以下的轻中度糖尿病患者，空腹时血浆胰岛素尚可抑制肝脏产生葡萄糖，促进肌肉摄取葡萄糖。而适宜的运动锻炼配合饮食疗法可有效降低这类患者的血糖，同时还可降低血脂，减轻体重。

病情稳定的1型糖尿病

这类患者多数年龄较轻，体弱消瘦，尚有一定量的胰岛素分泌，但低于正常水平。

进行运动有利于病情稳定的1型糖尿病患者肝脏葡萄糖的释放及肌肉葡萄糖的利用，因此血糖水平波动不大，可以试用运动疗法，以增强体质。

糖尿病合并动脉粥样硬化、冠心病、高血压及血管病变者

应进行严格检查后根据病情决定是否进行运动辅疗。一般情况下，可酌情采用少量运动方式。

运动疗法的禁忌

◎糖尿病并发酮症酸中毒、急性感染及活动性肺结核。此类患者应禁止进行体育锻炼。因为运动会使病情恶化。

◎严重的1型糖尿病患者。其胰岛素绝对缺乏，运动不能促进肌肉利用葡萄糖，反而会让肝脏葡萄糖释放增加，使血糖升高。同时增加脂肪分解而引起酮症酸中毒，使病情加重。

◎糖尿病伴有缺血性心脏病。这类患者运动时由于心脏负荷加重，血管收缩及血容量减少，可诱发心绞痛甚至心肌梗死。值得注意的是，2型糖尿病患者中糖尿病自主神经病变发生率很高，可使心绞痛不典型或表现为无痛性心绞痛。

糖尿病伴有下列情况时为运动疗法的绝对禁忌。

◎心功能及肝肾功能衰竭。

◎新发的心肌梗死及轻度活动即发生心绞痛。

◎心律不齐，包括运动后室性早搏增多，Ⅱ度、Ⅲ度房室传导阻滞及不能控制的心房颤动或扑动。

◎心室壁瘤或动脉瘤。

◎血压过高，如收缩压等于或高于

200毫米汞柱，舒张压等于或高于100毫米汞柱。

◎新近发生了血管栓塞。

◎肺心病引起的严重换气障碍。

糖尿病伴有下列情况时为相对禁忌。

◎有代偿性心脏瓣膜病者。

◎装有心脏起搏器者。

◎运动后未加重的心律不齐及左束支传导阻滞者。

◎有严重静脉曲张，过去曾有血栓性静脉炎者。

◎神经肌肉疾病且有加重趋势者。

◎最近有短暂性脑缺血者。

◎极度肥胖者。

◎正在服用某些药物，如洋地黄制剂及 β 受体阻滞剂者。

糖尿病患者运动后的注意事项

不要马上停止运动

应进行一些恢复性运动，如伸腿、抬腿、弯膝、伸臂、弯腰等，长跑后可步行一段距离，直到心率恢复到运动前的水平。

及时补充食物

运动时间长、运动强度大的患者，即使没有出现低血糖，也要及时补充一些食物和碳水化合物，以免发生运动后延迟性低血糖。

及时洗澡

这样既能清洁皮肤，还能促进全身血液循环，有助于全身功能尽快恢复。

健身球运动

操作方法

将一副铁球置于手掌，用五指拨动，使之依顺时针或逆时针方向旋转。

作用原理

中医认为此运动能调和气血，舒筋健骨，强壮内脏，健脑益智。坚持练习，对偏瘫后遗症、颈椎病、肩周炎、糖尿病、手指功能障碍等疾病，均有较好疗效。人体五指上布有许多穴位，是几条经络的起止点，而经络则是联系人脑神经和五脏六腑的纽带。常练习此运动，可通过这些穴位和经络产生不同程度的刺激，以达到疏通经络、调和气血的目的。

操作技巧

1.单手托双球摩擦旋转：置双球于单手掌心中，手指用力，使双球在掌心中顺转和逆转。在旋转时手指要紧贴球体，使双球互相摩擦。

2.单手托双球旋转：手指动作、旋转方向均与摩擦旋转方向相同，只是将手指伸开，用力拨弄双球，使双球在掌心中飞速旋转。其速度一般要求为顺时针转150～200次/分钟，逆时针转130～180次/分钟。

3.双手四球运动旋转：在单手运动的基础上，逐步锻炼两手同时做单手动作（每手双球），需充分发挥大脑的作用才能做到。此动作难度大，技术要求高，但效果要比单手运动更好。

太极拳疗法

太极拳非常注重意念，因而在练习过程中能够通过排除杂念来帮助患者改善不良心理状态。同时，打太极拳还注重调适呼吸，从而能够使气机通畅而营运全身；使气血流通而经脉疏通。在活动形体的同时，练习者的全身肌肉、筋骨关节、四肢、骨骼等还能得到有效的锻炼。因此，太极拳也可作为糖尿病患者运动辅疗的一种理想方式。练习太极拳时，患者应注意以下几点练功要领。

肢体协调

练习太极拳时，做到手、足、腰协调一致、浑然一体，能够使全身上下畅达而经脉贯通。

以腰为轴

腰是练习太极拳中全身动作的中轴，要始终保持正直、挺立，但不得僵硬，要放松，力量注于双腿。

轻柔自如

太极拳的动作要求轻柔而连绵、自然而流畅，不要用僵拙之力练功，讲求用意而不用力。

呼吸均匀

练习太极拳十分讲求呼吸，要求呼吸均匀、深长而轻柔，做到呼吸均匀、气沉丹田，必能使血脉畅达而贯通。

排除杂念

练习太极拳时，要摒除一切杂念，使头脑清静，全神贯注地用意念引导肢体动作。

气沉丹田

练习中，要做到含胸拔背，即胸略内含而微屈，脊背伸展。含胸拔背能够使气沉于丹田，使气行而营运脏腑。

全身放松

全身放松不意味着松胯松腰，而是全身做到不紧张即可，同时要注意沉肩坠肘。全身放松能够使经络通利而气血畅达。

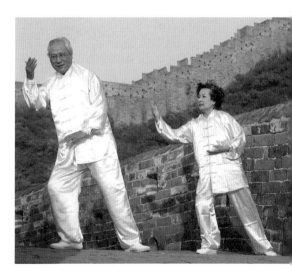

适合糖尿病患者的两种体操

毛巾操

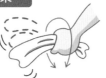

1.利用手腕甩动毛巾。

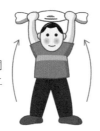

2.手握毛巾，双手与肩同宽，双臂往上伸展。

3.双手用力拉扯毛巾。

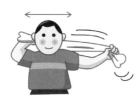

4.像搓洗脊背一样，左右扯动毛巾。

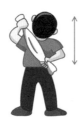

5.像搓洗脊背一样，上、下扯动毛巾。

椅子操

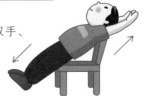

1.伸直双手、双脚。

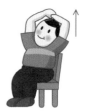

2.双手举高至头顶，双手互握，摆在脑后以伸展背部。

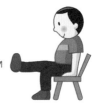

3.双脚伸直，交互抬腿（膝盖打直后，停顿数秒钟）。

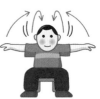

4.双手往侧面伸直后，往头顶方向摆动。

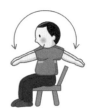

5.双手从背后往面前摆动，再从面前往背后摆动。

● 每个动作分别做7～8次。

212